コンタクトレンズは
ネット通
」で
買いなさ

武田 毅
TAKEDA TSUYOSHI

幻冬舎
MC

はじめに

Amazonや楽天をはじめとしたネット通販が台頭し、食品やコスメなどの日用品から自動車、はては不動産に至るまで、「必要なものは何でもネット通販で買える」といっても過言ではない時代になりました。

しかし、ことコンタクトレンズ購入に占めるネット通販の割合は、いまだ4割にとどまっています。コンタクトレンズも一般大衆薬などと同じく処方箋いらずで購入できるのに、ネット通販を利用しているユーザーの割合が他の日用品と比較して低いという現状は、いささか不可解だと思います。

とはいうものの、コンタクトレンズは法律上「高度管理医療機器」に分類され、しかも人体に直接触れるのですから、対面販売でないインターネットで購入することに、また眼科医の指示を受けずに自分の判断でレンズを選ぶことに不安を感じる方もいるはずです。

しかし、ユーザーがネット通販でコンタクトレンズの購入をためらう理由は、コンタクトレンズが「高度管理医療機器」であるということだけなのでしょうか？　そこには、メーカー、眼科医、販売店のそれぞれの都合で生じた2つの事情が影響していると思っています。

1つ目は、現状まったく違和感なく使えているコンタクトレンズと同じコンタクトレンズを購入するために1~3カ月おきに眼科を受診し処方箋（指示書）をもらうように促されること。2つ目は、処方箋（指示書）がないとコンタクトレンズをネット通販で購入できないとユーザーが思い込んでいることです。このような状況のせいで、ネット通販を敬遠するユーザーや、ネット通販は利用しつつも違和感をもちながら購入するユーザーが生まれ続けているのです。

だからといって「コンタクトレンズを眼科で買うな」と言いたいわけではありません。私が疑問を抱いているのは「消費者が購入する手段を自由に選択できていない」現状です。世界的に見ても日本はコンタクトレンズをネット通販で購入できる数少ない国です。にもかかわらず、その便利さを手放しで享受できないユーザーが多くいることに問題意識を抱いてきました。

私がコンタクトレンズ専門のネット通販サイトの運営を始めたのは2000年頃のこと

です。以来二十数年、一貫して処方箋不要での販売を続けてきました。その経験から、現在も、まだまだコンタクトレンズ業界には矛盾を感じる部分があり、コンタクトレンズユーザーが不便を強いられている状況が続いているように感じています。

本書では、コンタクトレンズ業界に残る〝不可解〟な現状を招くに至った経緯を明らかにし、コンタクトレンズをネット通販で買うのをためらうユーザーの誤解を解いていきたいと思います。それにより、本書を読んだ皆さんが、先入観や思い込みに惑わされず、納得してネット通販でコンタクトレンズを買っていただけるようになれば幸いです。

コンタクトレンズはネット通販で買いなさい　目次

［第4章］　ネット通販、リアル店舗、眼科……

［第1章］

コンタクトレンズ購入に眼科の受診は本当に必要か？

暮らしのなかに浸透したネット通販

２０２０年春に発生したコロナ禍に伴う外出自粛要請により、巣ごもり消費や在宅勤務を余儀なくされたことも影響し、２０２０年10月のネット通販利用世帯の割合は50・９％と、２０１８年の35・９％、２０１９年の42・１％から増加し、「国民の半数がネット通販を利用している」といえる状況になっています。

日本におけるインターネットは、流行語大賞を「インターネット」が受賞した１９９５年頃から２０００年代前半にかけて一気に浸透していったという経緯があります。

１９９５年の「Windows95」の発売開始、１９９６年の「Yahoo! Japan」日本語版のサービス開始、１９９７年5月の「楽天市場」開設、１９９９年の「ＡＤＳＬ回線」の登場、２００３年の「家庭向け光回線」の登場……。オフィスや家庭に急速に普及したパソコンやインターネット、携帯電話などが、経済や社会、生活全般にもたらした変化は「ＩＴ革命」と呼ばれるほど大きなものでした。日本におけるインターネットの人口普及率は１９９６年の３・３％から２０００年の37・１％を経て、２００５年には70・８％を示す（図表1参照）など、急激に増加しています。

インターネットの普及とともに、ネット通販（ＥＣ）という業態が市民権を得ていくのも自然な流れだったと思います。ネット通販のメリットは多数ありますが、その最たるものは「スマホだけで買い物ができる」ことでしょう。改めていうことでもありませんが、インターネットがつながるところであれば「24時間３６５日、いつでもどこでも買い物ができる」のです。

私がコンタクトレンズをインターネットで販売し始めたのは２０００年頃のことです。当時、モール型ＥＣサイトは「楽天市場」と「Yahoo!ショッピング」がありましたが、ベンチャースピリットを感じた楽天市場に出店しました。モール内でコンタクトレンズを販売しているショップは、わずか数店舗だったことを覚えています。

競合が少ないこともあってか、当時は必要最低限の商品画像を用意し、店舗さえ構えていれば、ユーザーがわざわざ探してくれて、商品が勝手に売れていく時代でした。「町の商店街で店を構える小規模な小売業者やインターネットのことがまったく分からない事業者もインターネット上で商売ができる」というのが楽天市場のコンセプトだったので、特

［図表1］　日本におけるインターネット利用率

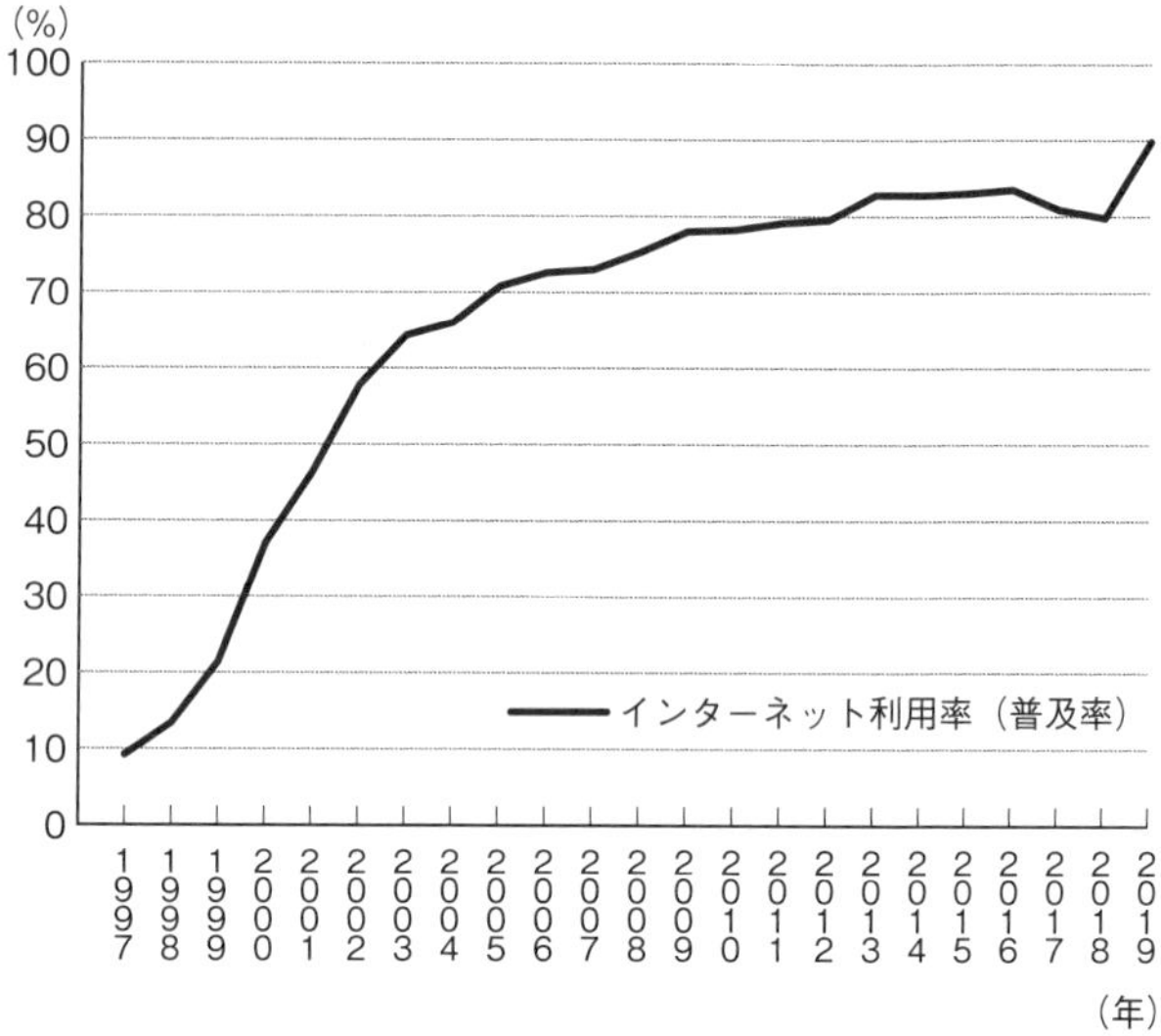

出典：総務省「通信利用動向調査」

別なスキルも必要なかったのです。

初期の頃は、リアルの大型ショッピングモールでのウインドウショッピング中に目に留まった店で買い物をするのと同じように、コンタクトレンズを買おうと思っていなかったけれど、お目当ての商品を検索中に偶然コンタクトレンズ販売店を見つけたから買った、というお客さんが多かったように思います。「楽天市場」そのものが集客に力を入れていたので、サイトを作り込んだり、販売戦略を練ったりといった企業努力をあまりしなくても、右肩上がりに売上を伸ばすことができた時代でした。

しかし、そんな〝良い時代〟はいまや遠い過去のものとなりました。コンタクトレンズに限らないことだと思いますが、ネット通販業界には次から次へと新規参入が相次ぎ、競争が激化したことにより、利便性や操作性、信頼性といったユーザーエクスペリエンス（UX）の向上やデリバリータイムの短縮などを追求しなければ生き残っていけない時代になっています。裏を返せば、それだけ市場規模が大きくなり、暮らしのなかで必要不可欠なものになったということです。

コンタクトレンズ購入のネット通販シェアは4割にとどまっている

しかし、2021年時点で、コンタクトレンズ購入先に占めるネット通販のシェアは約4割にとどまっています（矢野経済研究所調べ）。

若い世代を中心にネット通販が生活のなかに浸透し、「欲しいもの、必要なものは何でもネット通販で買える」といっても過言ではない時代になっているにもかかわらず、生活必需品の側面をもつコンタクトレンズのシェアが「4割しかない」ことに私は疑問を感じています。

コンタクトレンズをインターネットで販売している人間の「ポジショントーク」に聞こえるかもしれませんが、私がこの本を出版して皆さんに知っていただきたかったのは、本来、消費者の自由選択（自己責任）が尊重されるべき市場において、それを妨げるような仕組みがこの業界には根強く残っているということです。

私が日々感じているのは、処方箋（指示書）がなくてもリアル店舗、インターネットでコンタクトレンズを購入できることを知らないユーザーがまだまだ多いということです。断言しますが、現在の薬機法（改正薬事法）ではコンタクトレンズを購入する際に処方箋（指示書）の提出は必要ではありません。このことは2005年10月18日の国会において、当時民主党所属の寺田 学衆議院議員の「コンタクトレンズ購入時に処方箋の提出を義務付ける必要はあるか？」という質問に対し、政府は「コンタクトレンズの購入に当たって必ずしも処方箋の交付を義務付けることが必要であるとまでは考えていない」と答弁しています。お役所言葉なので、少し回りくどいですが、要するにコンタクトレンズ購入時に処方箋（指示書）の提出は必要ではないというのが政府見解なのです。しかしながら、法律上は問題がないにもかかわらず、「眼科に行って、処方箋（指示書）をもらわなければ買えない」と思い込んでいる大勢のユーザーが存在するという現状があります。実際に「ネット通販で買っている」方でも、なんとなく疑問を感じながらも便利だから買っている方が少なくないのではないでしょうか。

同じコンタクトレンズを不具合なく使い続けていても、3カ月おき（場合によっては1カ月おき）に眼科に通い、処方箋（指示書）をもらわなければならないとユーザーが思い込んでいることに私は疑問を感じます。そして眼科によっては、「提携している販売店でこのレンズを買ってください」と指示されるところです。つまり「消費者が自由に購入場所を選択できていない」現状があるのです。

［図表２］　コンタクトレンズ／ケア商品の市場規模

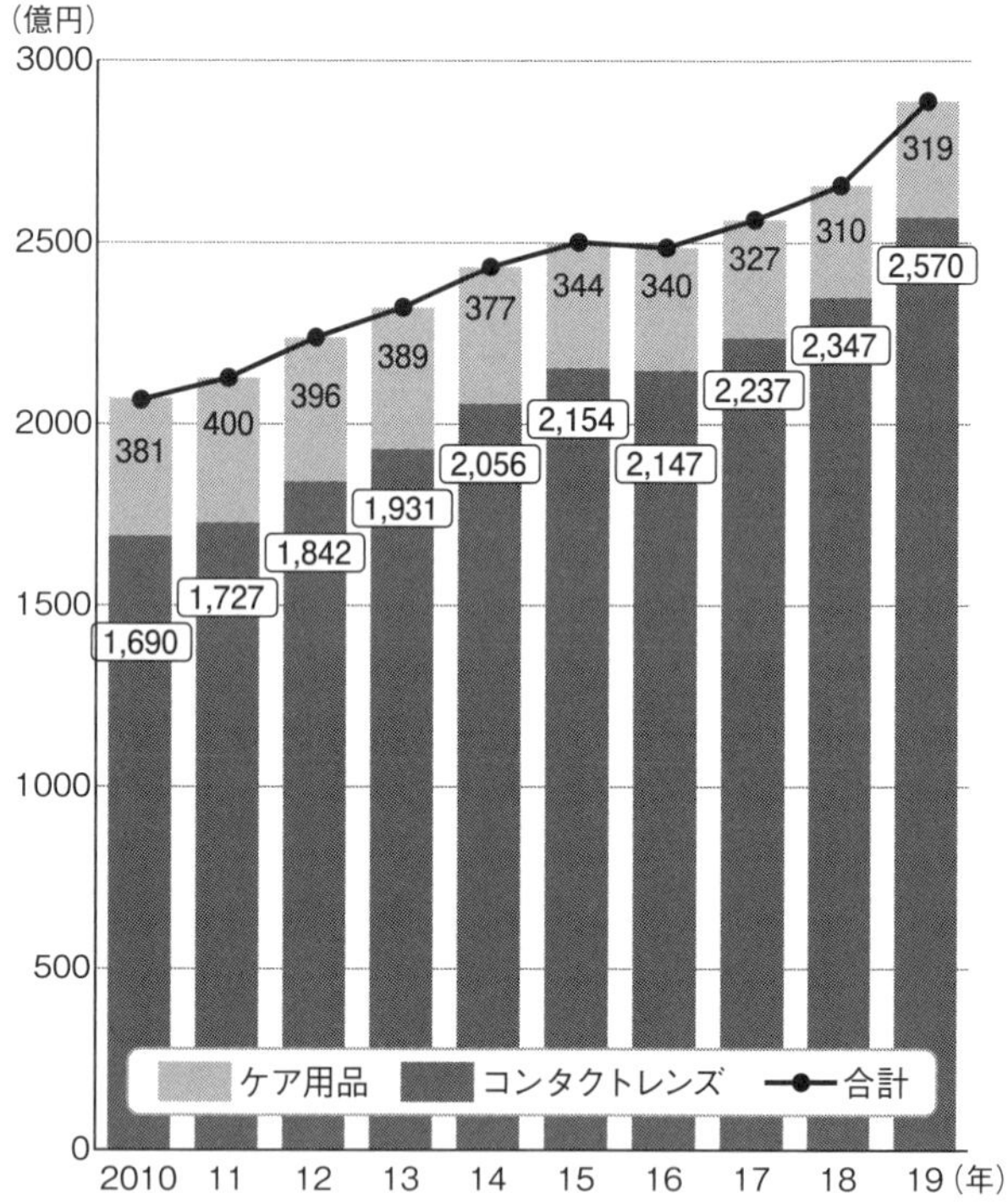

	2010年	2011年	2012年	2013年	2014年	2015年	2016年	2017年	2018年	2019年
コンタクトレンズ	1,690	1,727	1,842	1,931	2,056	2,154	2,147	2,237	2,347	2,570
ケア用品	381	400	396	389	377	344	340	327	310	319
合計	2,071	2,127	2,239	2,320	2,433	2,498	2,487	2,564	2,657	2,889
調査対象会員数	25社	27社	30社	31社	32社	37社	39社	40社	39社	38社

出典：一般社団法人 コンタクトレンズ協会

［図表３］　BtoC-ECの市場規模および物販系EC化率の経年推移

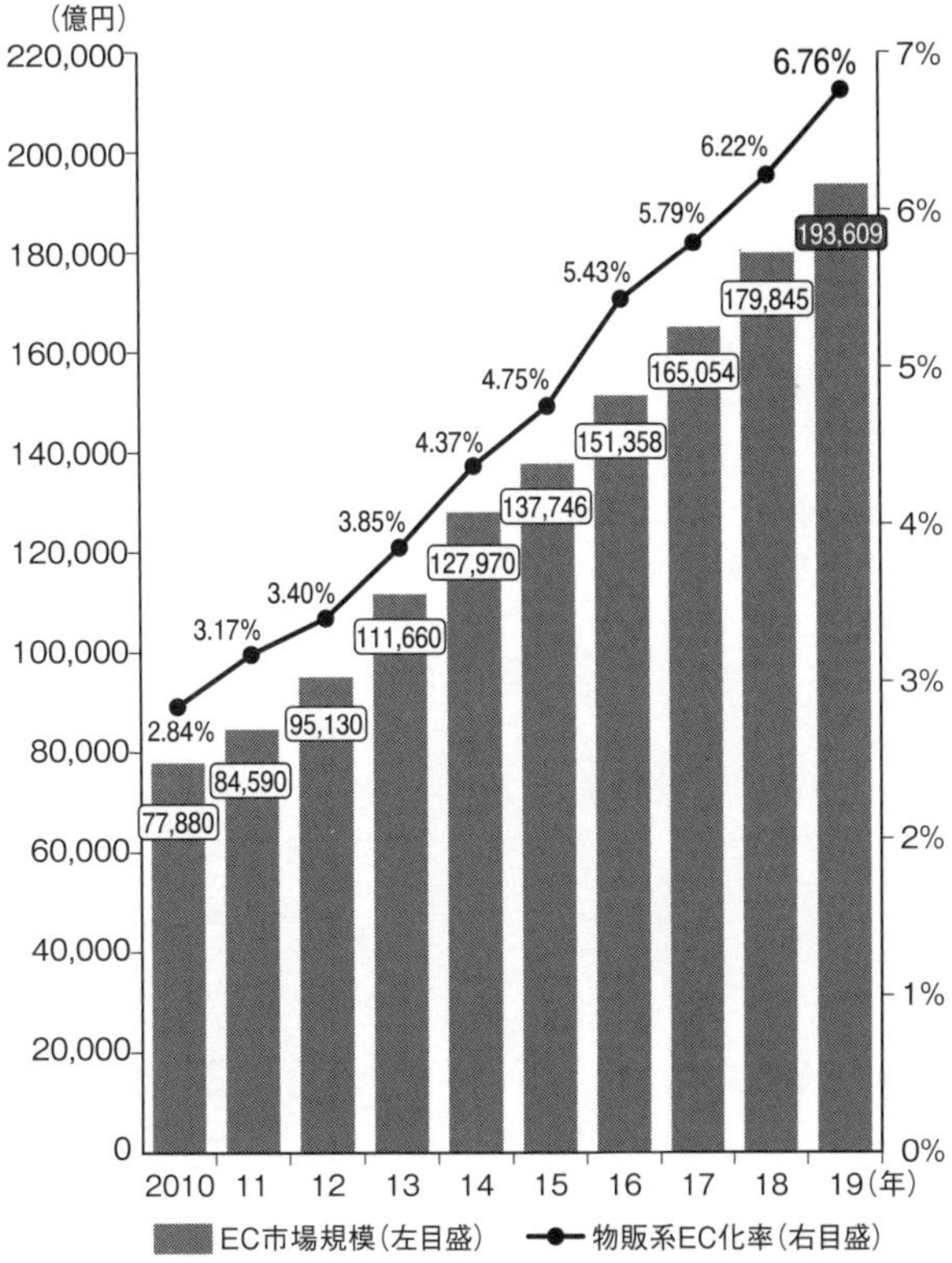

出典：「令和元年度　内外一体の経済成長戦略構築にかかる国際経済調査事業（電子商取引に関する市場調査）報告書」経済産業省 商務情報政策局 情報経済課

2017年		2018年		2019年	
市場規模（億円）	EC化率（%）	市場規模（億円）	EC化率（%）	市場規模（億円）	EC化率（%）
15,579（7.4%）	2.41%	16,919（8.60%）	2.64%	18,233（7.77%）	2.89%
15,332（7.4%）	30.18%	16,467（7.40%）	32.28%	18,239（10.76%）	32.75%
11,136（4.2%）	26.35%	12,070（8.39%）	30.80%	13,015（7.83%）	34.18%
5,670（7.6%）	5.27%	6,136（8.21%）	5.80%	6,611（7.75%）	6.00%
14,817（9.8%）	20.40%	16,083（8.55%）	22.51%	17,428（8.36%）	23.32%
16,454（7.6%）	11.54%	17,728（7.74%）	12.96%	19,100（7.74%）	13.87%
2,192（7.4%）	3.02%	2,348（7.16%）	2.76%	2,396（2.04%）	2.88%
2,048（8.2%）	37.38%	2,203（7.57%）	40.79%	2,264（2.76%）	41.75%
2,779（8.1%）	0.80%	3,038（9.31%）	0.85%	3,228（6.26%）	0.92%
86,008（7.5%）	5.79%	92,992（8.12%）	6.22%	10,051（8.09%）	6.76%

出典：経済産業省「電子商取引に関する市場調査」

［図表４］　分類別の市場規模とＥＣ化率

（　）内の数字は昨年比

分類		2015年		2016年	
		市場規模（億円）	EC化率（%）	市場規模（億円）	EC化率（%）
①	食品、飲料、酒類	13,162	2.03%	14,503（10.2%）	2.25%
②	生活家電、AV機器、PC・周辺機器等	13,103	28.34%	14,278（9.0%）	29.93%
③	書籍、映像・音楽ソフト	9,544	21.79%	10,690（12.0%）	24.50%
④	化粧品、医薬品	4,699	4.48%	5,268（12.1%）	5.02%
⑤	雑貨、家具、インテリア	12,120	16.74%	13,500（11.4%）	18.66%
⑥	衣類・服装雑貨等	13,839	9.04%	15,297（10.5%）	10.93%
⑦	自動車、自動二輪車、パーツ等	1,874	2.51%	2,041（8.9%）	2.77%
⑧	事務用品、文房具	1,707	28.19%	1,894（10.9%）	33.61%
⑨	その他	2,348	0.63%	2,572（9.5）	0.75%
合計		72,396	4.75%	80,043（10.6%）	5.43%

※コンタクトレンズは、カテゴリー④に該当

目の状態を知るために眼科の受診は大切

繰り返しになりますが、日本では、眼科医の診察や検査を受けなくても、コンタクトレンズを買うことができます。にもかかわらず、それがあたかもいけないことでもあるかのように思わされている現状があります。

ただ、眼科に通い、眼科医から指示（処方）されたコンタクトレンズを買うことを否定、批判するつもりは毛頭ありません。「高度管理医療機器」に分類されているコンタクトレンズは、人体に直接触れる医療機器です。ご自身の判断で選ぶことに不安を感じられる方もいらっしゃるでしょう。そういう方は信頼できる眼科医を見つけて、そこで勧められたコンタクトレンズを買えばいいと思います。もちろん、コンタクトレンズを日常的に装用していて目に不具合が生じた場合や視力の悪化などにより見えづらくなった場合も、眼科医の診察を受けることをお勧めします。

そもそも、初めてコンタクトレンズを買うときは、眼科医の診察を受けることが必須です。眼圧検査や屈折検査により乱視の有無や度数を調べるほか、目の表面の形状（カーブ）を測定し、目にフィットしやすいコンタクトレンズの形状を調べる必要があるからです。ひとくちにコンタクトレンズといっても、度数はもちろん、含水率や摩擦係数、サイズ、カーブなどがさまざまであり、それぞれのメリット、デメリットを踏まえたうえで自分にベストなものを判断する必要があります。目の病気やアレルギーのある人、涙の少ない人など、コンタクトレンズ自体が合わない場合もあります。

実際、コンタクトレンズを入れていると目が痛い、不快感を覚えるなど、ドライアイ等の要因で装用が困難になる「コンタクトレンズ不耐症」を発症する人もいますし、あるクリニックでは「コンタクトレンズユーザーの12％が5年以内に装用をやめた」と紹介しています。「コンタクトレンズ外来」を診療科目として掲げ、定期検査はもちろん、目のトラブルについての悩み相談など、コンタクトレンズの〝プロ〟として眼科医が相談に乗っている眼科もあります。

コンタクトレンズ装用歴20年以上の私自身のケースでいえば、コンタクトレンズを買うために眼科を受診したのは、（市場リサーチのためにリアル店舗を訪れるときを除けば）20年以上前に初めて装用したときしかありません。それ以降眼科を受診するのは、一年に一度か二度おおむね目の不調を感じたときです。各メーカーが推奨する「1日8時間以内の装用」を守っていれば、コンタクトレンズ装用から起こる目の不調はそう多くないのではないかと思います。

私が通っているのはコンタクトレンズを販売していない（コンタクトレンズ販売店と提携していない）一般眼科なので、レンズを買うように勧められることもありません。「目が疲れていますね。コンタクトレンズの装着を何日か控えると治りますよ」という眼科医のアドバイスのもと、しばらくの間、レンズの装用時間を短くしたり、処方された目薬を点眼したり、また自宅ではメガネで過ごしたりすれば、おのずと症状は治まってきました。

私の知る限り、一般眼科のドクターがコンタクトレンズについて言及するのは、「（各メーカーから推奨されている）装用時間を守ってください」ということくらいです。少なくとも販売に関わることは何も言わない、要するにビジネスの匂いは感じないのです。

コンタクトレンズ購入に処方箋は必要ない

眼科医会やコンタクトレンズメーカーは、ホームページや商品パッケージ等で「コンタクトレンズは適切な管理が必要な高度管理医療機器であり、副作用や機能障害を生じた場合の人体へのリスクが高いものと位置づけられています。だから、医師による指示と定期的な検査が必要なのです」という趣旨のメッセージで注意を促しています。

２００５年４月１日に医療機器販売業等の制度が変わり、コンタクトレンズを販売する際は、あらかじめ許可、届け出が必要になりました。そして、法律上の名称がこれまでの「医療用具」から「医療機器」に変わりました。コンタクトレンズは人工透析器やペースメーカーと同等の「高度管理医療機器（クラスⅢ）」にカテゴライズされ、それを取り扱う際には講習会を受けてテストに合格し、「医療機器販売及び賃貸管理者（現・コンタクトレンズ販売営業管理者）」の資格取得が義務づけられるようになったのです。

眼科医会やコンタクトレンズメーカーのいうことはもちろん理解できますし、自己判断で定期的に眼科を受診することも否定するものではありません。弊社のサイトでも推奨しています。

私は、コンタクトレンズの装用によって起こる目の不調のほとんどは「ユーザーの不適切な使用」が原因だと思っています。

2週間装用レンズをしっかりとしたケアをせずに装用し続ける、メーカーから推奨されている時間を大幅に超えて装用する、節約のために1日装用のレンズを2～3日連続で装用する、専用のケア用品を使わずに水で洗い流すだけでケアを終える……。要するに、問題を引き起こしている原因の多くはユーザー自身の使い方だと思うのです。

もちろん私は医師ではありません。どの程度リスクがあるのか、正確に認識できていないところはあるでしょう。ただやはり、人工透析器やペースメーカーとコンタクトレンズが同列に扱われることには疑問を感じずにはいられません。というのも、私自身、そういった建前に隠された眼科医の本音を幾度となく聞いてきたからです。

私が1997年にエグザイルスを起業してから数年の間は、広告代理業を主たる業務としていました。当時のクライアントのなかに、眼科クリニックを併設しているコンタクトレンズ販売店、いわゆる「コンタクト診療所」がありました。そこに勤務している眼科医は「本当は、毎回同じレンズを買うために診察を受けることにあまり意味はない。ただ経営としては安定しているし、ビジネスモデルとしてはおいしい」という〝本音〟を漏らしていました。つまり当時、眼科医自らが使い捨てコンタクトレンズを中心に破格の廉価販売を行い、コンタクトレンズを患者獲得の手段として診療報酬を得て、実質的にはその収入で販売店舗の運営資金を賄っていたという実態があったのです。この状態を是正するために2006年4月には医療費抑制の目的等から診療報酬制度の改定が施行され、眼科医系量販店による超廉価販売が難しくなりました。すなわち、コンタクトレンズに関わる検査で70%以上の保険医療機関ではコンタクトレンズ検査料の診療報酬が半額となったため、医師の収入が低下し、コンタクトレンズの超廉価販売では店舗運営ができなくなったのです（矢野経済研究所調べ）。

厚生労働省により診療報酬点数が引き下げられ、コンタクトレンズでは儲けられなくなったことで、近年はその動きが沈静化したものの、当時の慣行はまだ残っています。それは「コンタクトレンズの処方箋（指示書）を出すクリニックは、ほぼ100%自分のところでコンタクトレンズを販売している」ということです。

現在の日本で、インターネットや眼科併設店舗以外でコンタクトレンズを購入するために一般の眼科クリニックで処方箋（指示書）だけもらうことは特殊なケースを除いて難しいと思います。診察、検査を受けた眼科クリニックで勧められたコンタクトレンズを買う

（買わされる）仕組みが確立されているからです。

少し古い統計ですが、2010年に日本眼科医会に登録している眼科診療所の数は6730軒です。現在日本のコンタクトレンズユーザーは約1600万人といわれています。この1600万人がコンタクト処方箋（指示書）をもらうために3カ月に一度眼科を受診するとしたら、毎月533万人が6730軒の眼科クリニックに押し寄せることになります。全国の眼科クリニックが年中無休で対応してもコンタクトレンズ処方だけで1クリニック1日平均26人の患者を診察しなければならないのです。1人に10分受診のための時間がかかるとすると260分、約4時間半が必要になります。すべての患者が初診だと仮定しても診療点数は264点＝2640円にしかなりません。これでは一般診療の患者を診る時間が削られ報酬も下がるという、眼科医にとっては厳しい状況です。特に一般診療をメインに地域医療に貢献されている眼科医にとっては迷惑このうえない事態でしょう。また現在ネット通販でコンタクトレンズを購入するすべてのユーザーが処方箋（指示書）をもらっていないとしたら、およそ640万人が新たに発行してもらうために年に4回眼科を受診することになり、これだけでも概算で年間675億円の国庫負担増になります。私はこれらがコンタクトレンズの購入に処方箋（指示書）が必須であると法律で決められない理由の一つではないかと思っています。

しかも2003年に日本コンタクトレンズ学会からコンタクトレンズの処方箋（指示書）のひな型が提示されるまでは処方箋（指示書）という言葉があるだけで、紙として発行された実物を見たことがないユーザーが大半だったのではないでしょうか？　それまでフォーマットすらないものをコンタクトレンズ購入の際には取得するように言われ、どの眼科クリニックに行けばそれを発行してもらえるのかも分からない。ユーザーが混乱するのは当然だと思います。そもそもこの原稿を書いている私も処方箋（指示書）という表記をしなければならないことを面倒だと感じますし、処方箋なのか指示書なのか、この表記そのものがまさにこの業界のあいまいさを表現していると思います。いずれにしても、本来は処方箋（指示書）がなくてもコンタクトレンズを購入することができるのにもかかわらず、その選択を妨げる構造があるのです。

眼科クリニックを併設しているコンタクトレンズ店があるのはなぜ?

以前は人通りが多い駅前などで「激安! コンタクトレンズ30%OFF!」などと書かれたチラシやティッシュを配っているのを見たことがある方は多いと思います。

初めての利用者には割引を適用する「初回割キャンペーン」を打ち出している店や、「複数箱を購入することで割引がきく」といった販売手法をとっている店、安さを売りにするスーパーマーケットのように「新製品大幅値下げ」「毎日がセール」などとうたっている店もありました。あるいは、来店動機を高めるために、あえて「特別価格」と表示して価格をふせている店もあります。つまり、コンタクトレンズは医療機器でありながら現実には他の日用品と同じような売り方で、一般市場とさして変わらない販売競争が行われていました。そういったチラシを出しているのは、いずれも眼科クリニックを併設、もしくは提携したコンタクトレンズ販売店です。なぜこういう形態の店が多いのか、詳しい説明は次の章で解説しますが、一言で言うならば「それでも利益が出るから」です。厚労省による診療報酬点数の引き下げやネット通販の台頭などにより、一時期に比べればずいぶん店舗数は減りましたが、一定の市場を確保しています。

ネット通販への顧客流出を防ぐべく、リアル店舗もさまざまな手を打っています。いわゆる量販店と呼ばれるコンタクトレンズ販売店はユーザーの囲い込み戦略として、レンズのデータや購入履歴を管理・記録するメンバーズカードを発行し、「最大1年間は処方箋（指示書）がなくてもレンズを購入できる」などの独自の仕組みを設けています。

これは裏を返すと処方箋（指示書）の有効期間を1年に延ばし、その間はそれがなくても購入できるということですから、実態は提出を求めないネット通販とほとんど変わらないのではないでしょうか？　また「1年」という期間に何の法的根拠もありませんし、「処方箋（指示書）が必要ない」という前提に立っているわけでもありません。メーカーに対してはきちんと処方箋（指示書）を取って販売しているというアピールをしつつ、ユーザーには最初に一度だけ受診すれば1年間は診察なしでコンタクトレンズを購入できると説明し、囲い込みを図る。いまや量販店ではない販売店併設型の眼科クリニックでも、ほとんど似たようなビジネスモデルを採用しています。

ちなみに、販売店を併設、もしくは提携したコンタクトレンズ販売店という形態が流行ったのは、「医販分業」の一環として「診療所と販売店・営業所は、それぞれが独立した入り口をもち、内部で導線が交わってはならない」というルールが２００５年に定められたからです。しかし、もともとコンタクトレンズをクリニック内で販売していた眼科医らの反発が激しかったために規制が緩和され、２０１６年４月よりクリニック内でのコンタクトレンズやサプリメントの販売が可能になっています。

規制を加速させたコンタクトレンズの不適切使用

コンタクトレンズユーザーの過半数は、今も昔も10代～30代の若い女性が占めています。彼女たちにとってコンタクトレンズは、視力補正と同時に、美容の意味合いも大きいのです。今ドキ女子のメイク三種の神器は「ファンデーション」「リップ」「カラーコンタクトレンズ」ともいわれており、ある調査では、ユーザーの半数以上の女性が「カラコンはなくてはならない」と回答しています。ＳＮＳが普及し、人に「見られる」「見せる」機会が増えてきた現代において、ますます見た目の印象を大きく左右するコンタクトレンズ（特にカラコン）はその重要性を増してきている証なのです。

また、近年では、子どもたちのゲーム端末、スマホ利用時間の増加による視力低下とともにコンタクトレンズユーザーの低年齢化が進み、小学生から使い始めるケースが増えています。メガネだといじめられやすい、ダサいと思われたくない、異性の目を惹きたい、かわいく（かっこよく）なりたい……。そういった内面的な欲求が、思春期まっただ中にある小中高生の子どもたちをコンタクトレンズの装用へと向かわせているのだと思います。

こうした流れが引き起こしたのが、正しい使用とケアを怠った、コンタクトレンズの不適切な使用に伴う眼障害の増加です。２０００年代に入ってから、その問題がマスコミなどで多く取り上げられました。すると２００５年４月の薬事法改正により、それまでは都道府県に届け出さえすれば誰でも販売できる「医療用具」だったコンタクトレンズが「高度管理医療機器（クラスⅢ）」となり、都道府県の許可を得なければ販売できないように規制強化されました。

日本眼科医会も患者がコンタクトレンズは高度管理医療機器であるとの認識をほとんどもっていないために、正しい使用とケア、定期検査を怠っている、そして量販店やネット通販で手軽に購入できる状況がそれを助長している——という認識のもと、２００４年９

月、報道で、「コンタクトレンズ眼障害 放置すると失明の可能性も～装用者の10人に1人が眼障害～」と警鐘を鳴らしました。

しかし、おしゃれ目的の「度なしカラーコンタクトレンズ」の普及浸透が、さらなる問題を招きます。当時、度なしカラコンは雑貨扱いのため、量販店やインターネット通販だけでなく、アパレルショップや雑貨店などで幅広く売られていました。その多くは韓国製で、なかには、夜間視力が著しく低下したり、色素が溶け出して、目の表面に影響を与えたりする粗悪品もありました。結果として、結膜炎やアレルギー症状、角膜の表面に傷がつく点状表層角膜症や酸素不足による角膜びらんなど、目のトラブルを訴えるユーザーが相次いだのです。

こうした状況を受けて、厚労省は「おしゃれ用のカラーコンタクトレンズ」（度なし）を視力補正用のコンタクトレンズ（度あり）と同じ「医療機器」と定め、２００９年11月4日より規制の対象としました。

その後も、日本眼科医会が小中高生を対象とした学校現場での啓発活動を行うのをはじめとして、厚労省、メーカー、国民生活センターなどがホームページや報道機関を通して、コンタクトレンズの不適切な使用が及ぼす目の健康リスクについて再三訴えてきましたが、法律による強制力がないこともあり、なかなかカラーコンタクトレンズの不適切使用を減らすことができていないのが現状です。しかしこれはあくまでも使う側の意識の問題であり、ネットでの購入がそれを助長しているというわけではないと考えています。この問題は眼科医、メーカー、小売のそれぞれが垣根を越えて、業界全体で今後も取り組んでいかなくてはならない課題だと考えます。

コンタクトレンズの購入に「ルール」はあるのか

どのメーカーのコンタクトレンズをとっても、商品パッケージには「コンタクトレンズは高度管理医療機器です。必ず事前に眼科医にご相談のうえ、検査・処方を受けてお求めください」という注意書きが記されています。繰り返しになりますが、現在の薬機法（改正薬事法）上、コンタクトレンズの購入時に処方箋（指示書）を提出しなければならないというルールはありません。

私たちが運営しているショップでも、原則として、ユーザーに提出を求めていません。

遵守事項として、「眼科医の指示を受け、それをお守りください」「定期検査を必ずお受けください」「少しでも異常を感じたら直ちに眼科医の検査をお受けください」といった推奨書きは記していますが、これはユーザーの選択を強制するものではなく、啓発活動の一環です。

一方メーカーや眼科医はしきりに「定期検査を受けないリスク」を訴えています。眼科医のなかにはこう主張する人もいます。

「ユーザーのために眼科専門医の処方・指導・定期検査が必要なコンタクトレンズが、処方・指導・定期検査不要で購入できることが、現在のネット販売の問題。ユーザーの快適な装用継続のために眼科専門医の処方を義務づけるべきで、販売店には処方を遵守することを義務づけ、違反した場合には罰則を設けるべきだ」

コンタクトレンズは専門家の処方を必要としない生活必需品なのか、専門家の管理が必要な高度管理医療機器なのか。要するにコンタクトレンズは、購入方法について明確に定められたルールがないために、立場によって意見が食い違う〝玉虫色〟の医療機器なのです。

もちろん私もこういった提言を受けて法律が改正されるならば、それに従うのは当然のことだと考えています。
　しかし現実にはコンタクトレンズに対する眼科医のスタンスもさまざまです。
　例えば安全性を担保するためにクリニック内でコンタクトレンズを販売し、「処方箋（指示書）の発行はしない」と明示しているクリニックのホームページにはこう書かれています。

「コンタクトレンズは目に直接ふれる異物で、高度管理医療機器に指定されています。ですから、理想的には眼科医院で取扱い、販売もできれば、安全性も確立されて問題がないはずです。（中略）他所で購入されたレンズにつきましては、処方箋（指示書）をお出しした場合でも、見づらさや装用感の悪さなどを訴えられたときに、対処ができないこと、また、処方箋（指示書）どおりのレンズがお手元に渡る保証がないためです。責任をもって、コンタクトレンズの処方、販売をしておりますこと、ご理解ください」

　また、「コンタクト処方箋（指示書）を出せない場合もあります」として、コンタクトレンズの処方自体をきっぱり断るスタンスを明示しているクリニックもあります。

「何か症状があるときは、コンタクト処方を諦めてください。コンタクトは、調子が良い目で使うものです。目の調子が悪い人、目の調子が悪くて治療をしている人にコンタクト処方箋（指示書）は出しません。眼の健康を最優先します。部活や仕事でコンタクトが必要だからといわれても、こちらとしていうことは変わりません」

一方で、「医販分業」を明示しているクリニックもあります。ホームページに書かれているメッセージをご紹介しましょう。

「当院では、コンタクトレンズについて医販分業しております。コンタクトレンズの処方箋（指示書）を発行いたしますので、近隣のコンタクトレンズ販売店またはインターネットなどで購入してください。特に、使い捨てレンズは、1箱1000円以上価格が違う場合もあるようですので、リーズナブルな価格のところをお探しください」

その他、自己管理が難しい小中学生へのコンタクトレンズ処方は行っていないクリニックなど、多種多様です。いずれにしても、法律で処方箋（指示書）の提出を明記されていないおかげで、眼科医もユーザーも我々ネット販売業者もそれぞれの思惑でコンタクトレンズを販売・購入しているのが現状です。

眼科やリアル店舗なら安全なのか？

ユーザーがネット通販でコンタクトレンズを買うメリットは、「自宅で手軽に買える（眼科に行かずに済む）」「処方箋（指示書）を提出しなくても買える」といったことがあります。商品自体が小さいので、ゆうパケットかネコポスなどで配送できるものであれば、ポスト投函により、外出していても受け取ることができます。この手軽さ、便利さこそ、コンタクトレンズ市場におけるネット通販シェアが４割にまで高まってきた大きな要因の一つでしょう。

しかしながら、「眼科やリアル店舗は安全だけど、ネット通販は危険」という対面安全神話のような考え方がまだ根強く残っているように感じています。メーカーから同じように仕入れたレンズを販売しているのですから、両者に差があるはずはないのですが、やはりネット通販では販売者の「顔が見えない」ことに不安を覚えるユーザーがいることも事実です。場合によっては、「ネット通販は危険だからやめたほうがいい」「ネット通販のレンズが安いのは質が悪いから」というネガティブキャンペーンが行われることもあります。

それでは、リアル店舗で購入すれば必ず安全なのでしょうか？　―危険性をこう指摘する眼科医もいます。

「コンタクトの安売り店に併設している眼科では、しばしば眼科医ではない他科の医師が、眼科の専門知識もないままに、適当に診察している事例がしばしば見受けられる。請求された検査料に見合った診察がされていないばかりでなく、行われている検査の内容さえも十分に理解していないために、重大な異常が見過ごされてしまう可能性がある。コンタクトレンズに関わる異常だけではなく、網膜剥離などの網膜疾患や、緑内障など、早期に治療すべき病態が見過ごされるかもしれないという可能性があることです」

今となっては、こういう安売り店もずいぶん少なくなりましたが、コンタクトレンズが人工透析器やペースメーカーと同じくらい扱いや管理に注意が必要なのかは甚だ疑問だと思っています。実際はクリニックでのコンタクトレンズの装用練習もユーザー自身が行うからです。

薬機法に則ってきちんとした販売許可をもったネット通販店舗でユーザーが購入することをメーカーや眼科医が好ましく思わないのは、単に安全性が担保できないからという理由だけではないと思います。

私がいいたいのは、法律で処方箋（指示書）の提出が明記されていないのだから、安全か安全でないかはユーザーの自己判断に任せるべきで、「ユーザーの自己責任のもと、自由に購入場所を選択できる」ことが現状の法律に照らせば当たり前のことではないかということなのです。

もしそうでないならば、やはり薬機法でコンタクトレンズの購入には処方箋（指示書）の提出が必要であると規定し、ユーザーが一般眼科でも処方箋（指示書）のみを取得できる体制を整えるべきだと思います。

【コラム】インターネットの衝撃

1996年、インターネットのもつ即時性、同時性に初めて触れたときの衝撃は今も忘れられません。子どもの頃からインターネットやスマートフォンに慣れ親しんできたデジタルネイティブ世代の方には想像できない感覚だと思いますが、ネット回線を通じて国境も、人種も越え、まったく見ず知らずの人と同時につながるという感覚はアナログ世代の私にとっては衝撃的でした。

当時、35歳の私は8年間続けた国会議員秘書という超多忙な仕事を辞め、朝起きて、何もすることがない「毎日が日曜日」という日々を送っていました。ある日唯一の日課の本屋巡りの途中ふと立ち止まったのが旅行ガイドブックのコーナー。世界中にはまだ行ったことのない国がこんなにたくさんある。「そうだ旅に出よう、どうせ行くなら世界一周だ」とホームページを立ち上げ、1年間の放浪の旅に出ることにしました。

アメリカから南米、ヨーロッパからアジアへ……。滞在先のなかでネット回線がつながるところでは日記をアップロードし続けました。ネット回線とはいっても、電話回線でインターネットにつなげていた（ダイヤルアップ接続）時代です。接続したときには「ピーヒャララ」という独特な音が鳴り、つながるエリアも限られていました。先進国と呼ばれるヨーロッパのドイツやイギリスですら、つながるところは少なかったように記憶しています。もちろん回線スピードは今と比べものになりません。旅先で撮った1枚の写真をアップロードするのに10分かかったという今となっては笑い話のような回線速度でした。そんななかでも日記をアップし続けていると、世界中からその土地に行ったことがある人や住んでいる人からメールが届き、目的地に向かうためのアクセス方法やおいしいレストランの情報などを教えてもらえたのです。

ネット回線を通じて国境を越え、時差を越え、顔も名前も知らない人たちとリアルタイムで交流できる――。夢のようなことが起こっている現実に、驚かずにはいられませんでした。アメリカへの国際電話が3分で数万円かかっていた時代です。このテクノロジーは人々の生活を大きく変えるだろうというイメージが頭のなかで弾けた瞬間でした。

　この経験が帰国後の「ネット通販サイトの運営を生業にする」という選択につながっていくのですが、インターネットが拓く自由な世界を垣間見たことも、閉鎖的なコンタクトレンズ業界に不満を抱く一因になっていたのかもしれません。

［第2章］

コンタクトレンズ業界と眼科の仕組み

「使い捨てコンタクトレンズ」の到来

さて、ここからはメーカーや眼科クリニック、厚生労働省、ネット通販業者の利害や思惑が複雑に絡み合うコンタクトレンズ業界の仕組みを紐解いていきたいと思います。

まずコンタクトレンズの歴史を振り返ってみると、日本にコンタクトレンズが誕生したのは1951年のことです。東洋コンタクトレンズ（現・メニコン）創業者の田中恭一氏が、弱冠20歳のとき、自分の目を実験台にしてコンタクトレンズを開発したのが「国産初」だといわれています。

当初、主流だったのはプラスチックを素材とするハードレンズです。簡単に洗えて寿命も長いというメリットがある反面、連続装用時間は十数時間が限度であり、硬くて異物感が強いために目の中でずれると痛みが出るというデメリットがありました。

こうした欠点を解消したのが、ソフトレンズです。柔らかくて含水率が高いので異物感が少ないうえに長時間の装用が可能で、週に一度外して、洗浄と煮沸消毒をすればよい手軽さが受けました。「目にやさしい」という謳い文句も後押しし、徐々にハードレンズから主流の座を奪っていったのです。

しかし、その便利さがあだとなりました。洗浄や消毒を怠って長時間装用した結果、炎症を起こす例が急増し、なかには失明事故にもつながるケースが生じたことから、再びハードレンズに光が当たったのです。眼科医が「ハードはレンズが汚れたり傷ついたりすると、痛くて目の中に入れていられない、ソフトは痛みを感じにくいのでかえって危険」だとして、装用者にハードレンズを勧めたことも影響したと思います。

1977年にはメニコンが、酸素透過性にすぐれたハードレンズを開発して、それまで十数時間の使用が限度とされていたハードレンズの使用時間が大幅に延長されました。それでも厚生省（現・厚生労働省）から「連続使用は1日以内」と義務づけられていました。

1982年になると、メニコンは従来製品の5倍の酸素透過性をもち、20日間の連続使用にも耐えられる画期的なハードレンズを開発し、1986年に発売しました。「長時間使用はソフトレンズに限られる」という常識を覆したのです。就寝中も外さなくてよい便利さが受け、メニコンはシェアを拡大し、こぞって他メーカーも開発に乗り出していきました。

当時の業界の動向は、日本市場においては「できるだけ長く装用し続けられる」ことがコンタクトレンズの価値とされていたため、どのメーカーも酸素透過性を高めて、連続装用時間を延ばすことに躍起になっていました。その象徴が酸素透過性の指標となるＤＫ値です。自動車メーカーがしのぎを削った低燃費競争と同じように、他社よりもＤＫ値の高いものを出すことを第一義とした「ＤＫ戦争」が繰り広げられていた時期があったのです。

１９９０年10月にＨＯＹＡが製造承認を得ていない成分を含んだコンタクトレンズを大量販売していたことが発覚したのも、一刻も早く商品化にこぎ着けたいという焦りがあったからだと見られています。もちろんそのコンタクトレンズも、「長時間装用」を売りとするものでした。

そんな日本市場にアメリカから乗り込んできたのが、使い捨てコンタクトレンズです。１９９１年10月、ともにアメリカで１９８８年に発売されたジョンソン・エンド・ジョンソンとボシュロム・ジャパンの使い捨てコンタクトレンズが日本で発売されたのです。

ワンデータイプが浸透している今となってはそれほど驚くべきことではないように思えるかもしれませんが、いずれも使い捨てでありながら最長１週間の連続装用を可能にするという点で革命的でした。

それまで、装用感がよく、運動しても外れにくいという点で一定の支持を集めていたソフトレンズには欠点もありました。毎日、目から外すとクリーナーと保存液で洗浄し、煮沸消毒する必要があるだけでなく、週に1度はタンパク質を除去しなければならなかったのです。そういった手間を嫌がり、メガネに戻るドロップアウト組も少なくなかった（2割がドロップアウト組という業界関係者もいた）のです。

こうした欠点を解消するだけでなく、安全で目に負担がかかりにくいのが使い捨てコンタクトレンズの特長です。ハードかソフトかを問わず、同じものを1年以上使用する従来のコンタクトレンズの場合、どれだけこまめに洗浄、消毒していても、レンズ表面に付着、蓄積した汚れやタンパク質を完全に除去することはできないからです。それが角膜炎や結膜炎といった目のトラブルを引き起こすリスクがありました。

また、1990年時点で使用者が全体の6割を占めていたハードレンズは片目3万～4万円（両目で6万～8万円）とイニシャルコスト（初期費用）が高かったことも、コンタクトレンズユーザーの増加を阻む一つの要因だったように思います。

こうした状況で、使い捨てコンタクトレンズは「コンタクトレンズ、まだ洗ってるんですか」というキャッチコピーとともに、日本市場に乗り込んできたのです。年間コストはあまり変わりませんが、一箱あたりは数千円なのでお手頃感がありました。購入のハードルが下がったことで、使い捨てコンタクトレンズはユーザーの総数を増やし、シェアを拡大していったのです。

日本コンタクトレンズ協会の推計によると、1995年時点のユーザー約900万人の半数以上がソフトレンズユーザーであり、その約1割が連続装用の使い捨てタイプを使用していたようです。

さらに使い捨てコンタクトレンズの勢いを加速させたのが、1995年4月に登場したワンデータイプのレンズです。メイクの一部として活用する若い女性だけでなく、スポーツで激しい動きをするときにも便利なことなどから男性にも普及していったのです。

使い捨てコンタクトレンズを普及させた意外な要因

1991年当時、それまで日本市場になかった使い捨てコンタクトレンズを世の中に普及させ、新しい市場を開拓しようとしたのがボシュロムとジョンソン・エンド・ジョンソンでした。とにかくゼロからの出発ですからその苦労は想像に難くありません。どの世界でも最初に道を切り開くのは容易ではないと思います。狙いは当時900万人といわれていたハード&ソフトコンタクトレンズユーザーです。いかにしてこのユーザー層を使い捨てコンタクトレンズユーザーに切り替えていくか、それにはまずは使ってもらうしかありません。眼科医に処方してもらうしか方法はないのです。それではどのようにして使い捨てコンタクトレンズが世の中に広まっていったのか、当時から現在まで眼科クリニックを経営している方にお話を聞いてみました。

「使い捨てレンズの日本市場へのリリースはボシュロムとジョンソン・エンド・ジョンソンがほとんど同時ではなかったかと思います。両社ともに眼科向けの医療機器は販売しており、営業ルートはもっていました。ただボシュロムはすでにソフトレンズでコンタクトレンズを発売していましたが、ジョンソン・エンド・ジョンソンはこの使い捨てレンズがコンタクトレンズ市場への新規参入でした。発売して2~3年はほとんど売れなかったように思います。販売する店舗の対応も広告等で使い捨てレンズを知って使ってみたいというユーザーがいても『結局高くつくし、そんなに良いレンズでもない』とやんわり断ることが多かったようです。なぜなら眼科系クリニックも大手量販店もそれまでのハードレンズやソフトレンズのほうが客単価も利益率も高いので、どちらかといえば使い捨てレンズを売りたがらないという傾向でした。ハードレンズを2枚売れば7万〜8万円の売上で、使い捨てレンズを2箱売ってもせいぜい1万円ほどにしかなりません。しかし装用練習などかかる手間は同じなのです。つまり使い捨てレンズは手間がかかるが効率が悪い、儲からないレンズだったのです」

そんななか、この使い捨てレンズという医療機器に興味を示したのが、本来眼科を専門科目にしていないドクターたち（主に美容系のドクターが多かったように思います）でした。彼らはこの使い捨てレンズという医療機器とそれを処方するための診療報酬の関係に目をつけたのです。確かに一回の処方での売上はハードレンズのほうが利益は出ますが、一度購入すると1年以上は再購入が見込めません。使い捨てレンズは一度に3カ月分を購入しても年に4回は再購入されます。当時のコンタクトレンズの処方の診療点数はざっくり800点、年に4回ならば3200点、3万2000円のLTV（顧客生涯価値）が見

［図表5］　国内コンタクトレンズメーカー別シェア

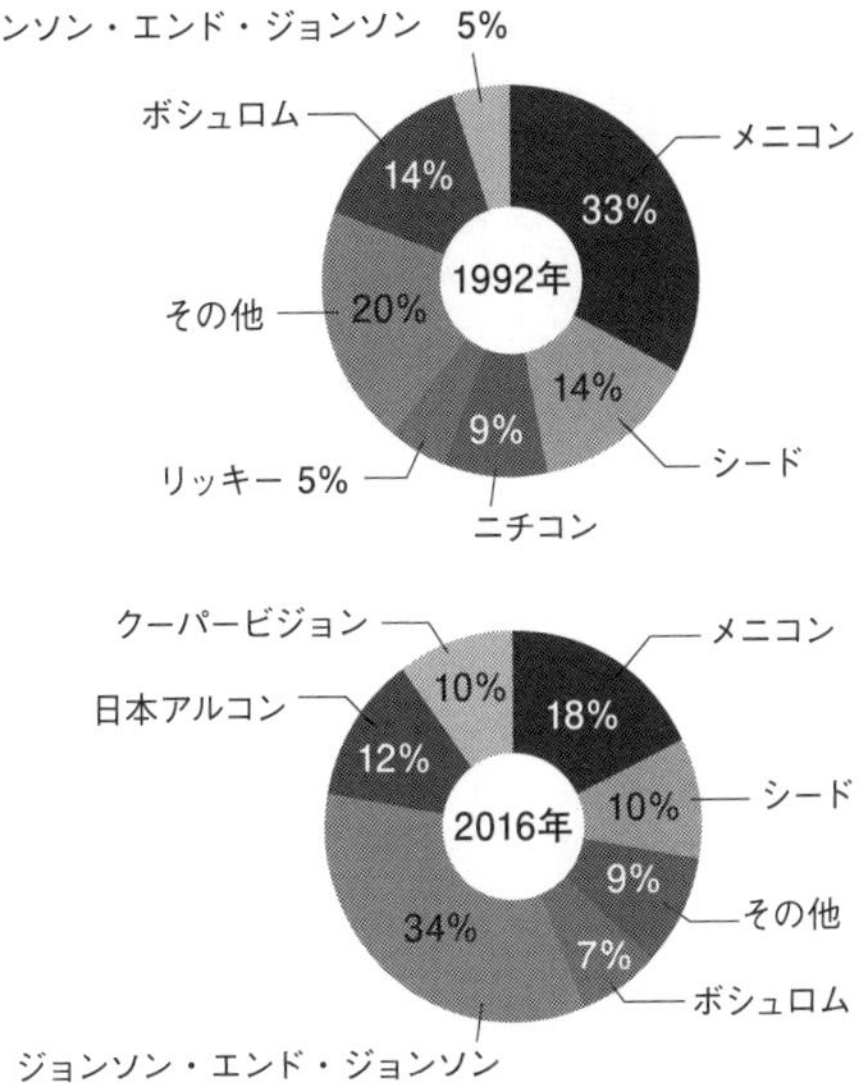

出典：矢野経済研究所ベース、シード推計

込めるわけです。しかも当時はまだ本格的に安売りは始まっておらず、レンズ販売での利益も加わります。使い捨てレンズは儲からないレンズではなく金の卵を産む鶏ではないか？　かくして彼らの目算は的中します。日本各地にコンタクト診療所と呼ばれるものが乱立しました。一度に高額のお金を払いたくない、レンズケアは面倒くさい、そういったユーザーの需要を取り込み使い捨てレンズをどんどん売っていったのです。

もちろんこういった理由がすべてでないとしても、使い捨てコンタクトレンズの普及に大きく影響したことは事実であり、コンタクト診療所と呼ばれるクリニックが全国に乱立したことも事実です。これがのちにさまざまな問題を引き起こすことになります。

コンタクトレンズ診療所の乱立

使い捨てコンタクトレンズという〝商材〟は、業界構造をがらりと変えていきました。コンタクトレンズの検査・処方を専門に行う診療所、いわゆる「コンタクト診療所」が登場したのです。

１９９６年7月4日の朝日新聞朝刊群馬版では、「なぜ少ない眼鏡店販売　県内コンタクトレンズ事情」と題して、群馬県内でも現れ始めたコンタクトレンズを安売りする眼鏡店の動向を報じています。当時からすでに東京都や埼玉県では、眼鏡店にいる〝医師〟が診察をして、コンタクトレンズを販売する店は一般的になっていたようです。

また、１９９７年11月21日の朝日新聞朝刊長野版では、資格をもたない従業員がコンタクトレンズの装着指導や検眼を行うなど、医師法に違反する疑いがあるとして、立ち入り調査が行われた旨が報じられています。

業界内では問題視されていたのかもしれませんが、まだ社会的な注目度は低く、起業して間もなかった私も、こういった動きがあることを知りませんでした。

法律上、「医師でなければコンタクトレンズの検査や処方はしてはいけない」と定められていますし、医販分離に反するとして「診療所内でコンタクトレンズを販売するなどの営利行為を行ってはいけない」とも定められていました。

しかし、眼科医が親族または他人を代表者に据えたコンタクトレンズ販売会社を立ち上げ、表向き医販分離が成立していれば、行政機関は行政措置を講じるといった踏み込んだ対応をとることが難しくなりますし、逆に事業家が眼科医を雇い入れて販売店を経営する場合もありました。

ほかにもよくあったパターンが、医師の名義貸しです。眼鏡店やコンタクトレンズ販売店がコンタクトレンズ診療所を開設する際には、医師の名義で保健所に届け出ることが必要なのですが、なかには医師の名義だけを借り、若いアルバイト医師や非眼科医を雇うケース、医師免許をもたない従業員に検眼をさせるケースもあったのです。無資格者にコンタクトレンズを処方させていた販売店が摘発される事件が相次いだのは、２０００年代に入ってからのことです。

また、コンタクトレンズ診療所のなかには、本来コンタクトレンズの処方時に不必要な検査を一律に行い、診察料に上乗せするケースもよく見られました。その検査とは「精密眼圧測定検査」といい、緑内障の早期発見や早期治療のため、主に40歳以上の患者に実施するもので、コンタクトレンズユーザーの多くを占める20代、30代の患者にはほとんど実施することがないといわれています。

コンタクトレンズ診療所は、人通りが多いエリアのテナントビル内で販売店に隣接、もしくは近いところに開設されているのが一般的でした。なかでも多かったのが、コンタクトレンズ診療所を併設する量販店です。家電量販店と同様に店舗を複数展開し、そのスケールメリットを活かして、レンズを安売りしていたのです。実は私が広告代理業の仕事をしていたときに関わった企業がまさに、このビジネスモデルで事業を軌道に乗せていました。

具体的な販売戦略はこうです。「特別キャンペーン期間中」などと称し、例えば1箱2700円で販売しているコンタクトレンズを1500円で期間限定販売したり、駅前などで配られているチラシや新聞の折り込み広告を持参すれば、コンタクトレンズの割引特典を受けられるという建て付けで顧客を誘引したり……。一部では、原価割れする価格を打ち出してまで、新規顧客を獲得しようとする動きも見られました。

ではなぜこうしたビジネスモデルが成立したのかというと、それは診療点数で稼げるからです。

ユーザーが広告に掲載された料金でコンタクトレンズを買うには、A販売店が指定するB眼科で検査を受けなければならないという仕組みにすれば、B眼科では患者の検査料として診療報酬を得られるだけでなく、患者を囲い込むことで安定的な収益を確保できます。要するに販売店はただの集客装置なので、仮に赤字を出しても、眼科診療所で利益を上げられればトータルで十分採算は取れたのです。

極端な事例では、回転率を上げるために、ユーザーを1時間待たせた末に1分で診察と検査を終えるような診療所もありました。週5日開院を標榜しているのに週2日くらいしか診療所を開けておらず、販売店だけで運営しているケースもありました。提携眼科で処方された患者にしかコンタクトレンズを販売しない店もありました。

安売りして成功したところがあれば、それ以上に安売りするところが現れる……というスパイラルに入っていくのが市場というものです。安易に稼げる業界構造が参入事業者の多いレッドオーシャンをつくり、熾烈な価格競争を引き起こしていきます。

こうした背景には、コンタクトレンズ特有の事情がありました。風邪やインフルエンザで病院を受診したときにもらう処方箋は日本全国どこの調剤薬局でも有効ですが、コンタクトレンズの処方箋（指示書）は提携する販売店での購入を前提として発行されています。患者（ユーザー）側からすれば、処方薬の処方箋は薬を購入する調剤薬局を自由に選べるのに対して、コンタクトレンズは購入する店舗を自由に選べなかったのです。実際に眼科クリニックでも「処方箋」と呼ばれていますし、「コンタクトレンズ処方箋」と書かれた紙を眼科でもらったことがある方も多いと思いますが、実際は処方箋ではなく「装用指示書」なのでこういうことがまかり通っていたのです。

こうした状況を問題視した厚生労働省は、２００６年４月、コンタクトレンズ診療所を

〝狙い撃ち〟にした診療報酬の改定（引き下げ）を行うのですが、これがまた新たな問題の火種になるのです。

コンタクトレンズ診療所で患者に対する不正請求が横行

２００６年４月の診療報酬改定は、コンタクトレンズ業界に大きな波紋を呼びました。「コンタクトレンズの検査料」の新設により従来の眼科学的検査料が包括化されたことで、屈折検査（74点）や矯正視力検査（74点）、眼底カメラ検査（56点）などが算定できなくなったのです。さらに、コンタクト診療の患者割合が70％以上を占める眼科の場合、検査料の診療点数はそれ以外の眼科の検査料の１／２に抑えられました。なお、境界値を70％に設定した理由について、厚生労働省保険局医局課は「コンタクトレンズ患者の比率は、一般の眼科ならば多くても４割だが、販売店併設の場合は８～９割に上ることが判明した」（「日経ヘルスケア21」２００６年９月号）と説明しています。

その当時、医療機関が診療報酬として保険者に請求するコンタクト検査料は、初診なら３８７０円、再診は１１２０円となり、患者は窓口で３割の自己負担分を払うように規定されていました。しかしこの改定で、コンタクト検査患者が全患者の70％以上を占める眼科の場合、初診1930円と再診560円とほぼ半額の診療報酬しか請求ができなくなりました。

眼科領域の医療費約1兆円のうち、コンタクトレンズ診療所が占める医療費は約1400億円でした。これを適正化することで厚生労働省は約900億円を削減できると見積もったのです。この年の診療報酬改定による医療費引き下げ額約4200億円は過去最大でありましたが、なかでもコンタクト診療に関わる約900億円は最も金額が多い〝狙い撃ち〟政策でもありました。

全国約6700の眼科クリニックのうち20％（約1300）がコンタクト診療所だった時代です。レンズの安売りで集客し、診療報酬で稼いできたコンタクト診療所にとって、痛手を負うのは必至でした。しかしコンタクト検査患者が全体の「70％以上」かどうかは各医療機関の自主申告に委ねられていたこともあり、継続装用者でもその都度初診料を請求したり、コンタクトレンズとは関係のない眼病を装い、検査料を上積みしたりする不正請求が横行したのです。毎日新聞では10人の記者らが〝体当たり〟取材によりコンタクト診療所で検査を受けた結果を、次のように報じています。

「コンタクト販売店で紹介された初めて受診する眼科で検査を受けたところ、すべて初めて使う人の料金を請求された。大半はコンタクト検査を主に扱う眼科とみられるが、いずれも一般眼科の検査料だった。請求に疑問を示すと、3カ所は差額を返金したが、残りは『問題ない』などと説明し、返金を拒否した」（2006年11月19日 毎日新聞朝刊）

朝日新聞でも1面のトップでこのテーマを取り上げ、「コンタクトレンズ診療所で診療報酬の水増し横行　眼科医会調査、年600億円規模」と題して、次のように報じています。

「全国の審査委員からは『改定後も、CL（コンタクトレンズ）診療所は以前と同レベルの件数や金額で保険請求を続けている』という報告が相次いでおり、今回の集計で、1300のコンタクト診療所のうち約1000カ所で、水増し請求が行われている可能性が高いことが判明したという。

水増しは、CLの利用者を未経験者に偽装するほか、全患者数に占めるCL患者の割合を70％未満にしたり、CL検査以外の目の病気を治療して一般の眼科患者を装ったりしている。この結果、改定前と同程度の保険点数を請求している例が大半という。眼科医会の関係者によると、水増し額は1カ月あたり約50億円で年600億円にのぼる可能性が高いという。実際、九州地方のある県で、社会保険事務局が調べたところ、大半の診療所で不正が認められたという。

（中略）

日本眼科医会の吉田 博副会長は『量販店系列の複数の診療所で同じ手口が使われるなど組織的と思われる例もある。まじめに請求している診療所が損をせず、診療報酬改定効果を上げるためにも積極的な指導・監査が不可欠だ』と話している」（2006年11月18日朝日新聞朝刊）

両新聞では「収入が大きく減り、うちのような眼科はやっていけない。現場のことを知らない人たちが作った制度で、早く改正されることを期待している」（東京都品川区の眼科の事務責任者）、「まじめに請求したら6割の収入減になる。量販店に払うコンサルタント料は変わらないので、水増ししなければ、とてもやっていけない」（コンタクト診療所医師）という現場の声も拾っています。

このようにマスコミから大々的に取り上げられたことで、コンタクトレンズの不正請求や営利目的のコンタクト診療所の乱立は、世間一般にも知られるようになったのです。

厚生労働省がコンタクト診療所に対して2007年初頭に行った個別指導の結果、健康保険法のみならず、医師法、医療法など、さまざまな法令違反の実態が明らかにされました。コンタクト診療所を狙い撃ちした診療報酬改定を行ったにもかかわらず、「(不正の)総合デパート」と揶揄されるほど、不正請求が多数発覚したのです。

しかも、コンタクト診療所からの保険請求も約400億円しか削減できず、当初見込んでいた約900億円の半分にも満たなかったことが判明しました。これを受けて、支払い側となる中央社会保険医療協議会(中医協)からは「前回の改定で図った点数配分がゆがめられていることに、強い憤りを感じる」「積極的に告発して捜査に入る動機を与えていくべきだ」など、厳しく非難する声が上がったようです。

これを受けて厚生労働省は、2008年度の診療報酬改定で、再度コンタクトレンズの検査料の見直しを行いました。初診か再診かは患者の申告に基づくものであり、客観的に

［図表6］　2006年度診療報酬改定により新設された
「コンタクトレンズ検査料」について

※初診料、再診料、外来診療料を算定した患者のうち、コンタクトレンズに係る検査を実施した患者の割合が70%未満の保険医療機関は(1)で、それ以外は(2)で算定する。

	初回装用者	既装用者
コンタクトレンズ検査料（1）	387点	112点
コンタクトレンズ検査料（2）	193点	56点

現行			改正案	
【コンタクトレンズ検査料1】			【コンタクトレンズ検査料1】	
イ	初回装用者の場合	387点	（点数の一本化）	200点
ロ	既装用者の場合	112点		
【コンタクトレンズ検査料2】			【コンタクトレンズ検査料2】	
イ	初回装用者の場合	193点	（点数の一本化）	56点
ロ	既装用者の場合	56点		

出典：著者作成

判定することが難しいという理由でコンタクトレンズの検査料を一本化したほか、検査料が一般眼科の半額となる対象を、全患者のうち検査を受ける患者の割合が70％以上から30％以上の診療所に広げました。

　こうした国の方針やインターネット販売業者の台頭により、リアル店舗でのコンタクトレンズ販売はおいしい商売ではなくなったことから、コンタクトレンズの販売事業から撤退、廃業する事業者が相次ぎました。

[図表7]　厚生労働省の個別指導で判明した主な不適切事例

関連項目	詳細
医師法など	•無医療資格者が、医師の指示なく眼科学的検査を行っていた。 •カルテに医師の署名や押印がなく、実際に医師による診察が行われていたかどうかが不明。
医療法	•開設者、管理者について虚偽の届け出が行われていた。（開設者や管理者として届け出られている医師が常勤しておらず、運営について一切把握していない）
初・再診の取り扱い	•保険医療機関を廃止し、同じ場所で新たに保険医療機関の指定を受けることを短期間に繰り返すことで、初診料を算定。
コンタクトレンズ検査料とその他の眼科学的検査料の取り扱い	•コンタクトレンズを処方しているにもかかわらず、カルテには新たな眼疾患の発生によりコンタクトレンズの装用の中止を指示した旨の虚偽の記載をするなどして、出来高の検査料を算定。
コンタクトレンズ検査料1の施設基準	•コンタクトレンズの処方割合が70%未満という基準（コンタクトレンズ検査料1の施設基準）を満たしているかのように偽装。
コンタクトレンズの装用歴の取り扱い	•患者のコンタクトレンズの装用歴を確認せず、もしくは診察によって確認された装用歴の有無にかかわらず、初回装用として算定。

出典：厚生労働省「コンタクトレンズに係る保険診療の不適切な診療報酬請求について」（2007年12月12日）

「医販分業」に基づく新たなルールに猛反発した一般眼科

２００５年４月の改正薬事法施行により、コンタクトレンズが高度管理医療機器となった際、クリニック内でのコンタクトレンズの販売が「不可」とされたことは眼科医界からの大きな反発を招きました。

医販分業の名のもと、診療所と販売店／営業所は分けなければならない、それぞれが独立した入り口をもち、内部で導線が交わらないようにしなければならない。そういったルールを守らなければ、販売や貸与業の許可が下りなくなったのです。

制度の隙をついてひと儲けしようとした「コンタクトレンズ診療所の乱立」という社会問題にメスを入れるためのルール変更だったのですが、使い捨てコンタクトレンズが日本にやってくる前からクリニック内でコンタクトレンズを販売してきた〝まっとう〟な眼科クリニックがあおりを食う結果を招いてしまいました。

テナントビルの一室などの限られたスペースを借りて開業している眼科医にとって、クリニック内に壁をつくったり、入り口をもう一つ設けたりするのは無理があります。だからといって、新しく販売店を開設するのも経営的に難しい。ということで、コンタクトレンズの販売自体をやめる眼科医があとを絶たなかったのです。

長年コンタクトレンズの処方、販売をしてきた一般眼科医にとって、コンタクトレンズは「商材」ではなく、視力を矯正するための「医療機器」です。人口が少ない地方ほど、コンタクトレンズが買えるところは限られていることもあり、メーカーとしても眼科医が販売をやめる事態は避けたかったと思います。

眼科医会や主要メーカーが集うコンタクトレンズ協会からの猛反発を受けた結果、「医販分業を徹底する」という当初の狙いとは裏腹に、ルールは徐々にうやむやになったあげく、2016年4月から「院内でのコンタクトレンズ販売※」が認められるようになりました（※患者のために、療養の向上を目的として行われるものに限る）。

厚生労働省が抱えるジレンマ

人工透析器やペースメーカー等と同等の高度管理医療機器であるコンタクトレンズの購入において「日本は規制があいまい」ということを指摘してきましたが、世界的に見ると眼科医が発行した処方箋（指示書）がなくてもインターネットでコンタクトレンズを買える国は珍しく、その意味では規制が緩い国ともいえます。

例えばアメリカでは、インターネットでコンタクトレンズは販売されていますが、処方箋がなければ購入することはできません。近年は「オンライン上で目の検診ができて処方箋をもらえる」システムが導入され、病院に行く必要はなくなったようですが、処方箋が必要であることに変わりはありません。

アメリカやシンガポールではオプトメトリストという高度の専門職が活躍しており、主にその人たちがコンタクトレンズの処方を行っています。日本でいうと、メガネ店で視力検査などをし、顧客に合ったメガネを提案する認定眼鏡士に近いポジションに当たります。

対して日本では、コンタクトレンズの装用指導や処方は医療行為の範疇にあるので、医師しかそれを行うことはできません。にもかかわらず「処方箋がなくてもインターネットで販売（購入）できる」という建て付けがダブルスタンダードなのではないかというのが私の意見です。

厚生労働省もこの状況を静観しているわけではなく、これまで4度にわたり、「コンタクトレンズの適正使用に関する情報提供等の徹底について」という局長通達を出し、各都道府県知事や特別区長を通じて、私たちのような小売販売業者に〝注意喚起〟を促してきました。２０１２年７月に発出された最初の通知に始まり、２度目の２０１３年６月と３度目の２０１４年10月はいずれも同じ内容を再通知した形でしたが、なおもネット通販での購入者に眼障害が多いという理由から、２０１７年９月に行われた４度目の通知では、具体的な手法が示されました。

小売販売業者は、コンタクトレンズを販売するに当たり、購入者に対し、販売時に医療機関の受診状況を確認し、医療機関を受診している場合は、医師の指示に基づき販売すること。また、購入者が医療機関を受診していない場合は、以下の事項について十分な説明を行い、医療機関を受診するよう勧奨を行うこと。その後、購入者が医療機関を受診している場合は、医師の指示に基づき販売すること。また、医療機関を受診していない場合は、医療機関を受診するよう再度勧奨を行うこと。

①コンタクトレンズの不十分な洗浄・消毒など不適切なケアや、長時間又は交換期間を超えた装用により重篤な眼障害の発生の危険性があること。

②重篤な眼障害の発生を予防するためには、医療機関を受診して、医師の指示に基づき使用する必要があること。

いずれも「国民の目の健康のために処方箋（指示書）の提示を徹底してください」という内容ですが、法律で定められたわけではありません。当社で運営している通販サイトでも、「コンタクトレンズは高度管理医療機器です。眼科医の指導に従い、装用期間を厳守して正しくお使い下さい。ご使用前に添付文書を必ずお読み下さい」などと記載していますが、購入者に処方箋（指示書）の提出を義務づけてはいません。

ならば薬機法を改正して、インターネットでの販売を禁止するなり、処方箋（指示書）の提出を義務づけるなりすればいいのではないかと思うのですが、そうしたくともそうすることができないジレンマを厚生労働省は抱えているのだと推測します。というのは「眼科受診によるコンタクトレンズの処方箋（指示書）発行」を義務化してしまうと、医療費の増大は避けられないからです。

日本のコンタクトレンズユーザー1600万人、その全員が3カ月に一度の定期検診を受けた場合、試算では少なくとも1年あたり約1600億円以上の医療費を国庫から支出しなければならなくなります（検査料2560円×4回×1600万人で計算）。現状のコンタクトレンズ検査料が900億円だとすると700億円の増加です。

高齢化の進展とともに日本の国民医療費は毎年のように増加し、「2025年問題」に代表されるように、今後もますます増加していく医療費を少しでも削減することが喫緊の課題とされています。約700億円という金額は、日本の医療費約40兆円からすれば約0・2％と微々たるものですし、一時期に比べれば検査料もずいぶん安くなりました。しかし、薬価の切り下げや2年に一度行われる診療報酬の改定をはじめとして、あの手この手で医療費削減（適正化）を行い、歳出を切り詰めようとしているなかで、コンタクトレンズで医療費を増やすわけにはいかないのです。だから法律で定めるのではなく「目の健康」という大義名分を掲げ、通達を出すにとどめるしかないのだと思います。

［第3章］

コンタクトレンズ業界に波乱を巻き起こしたネット通販

ネット通販に最適なコンタクトレンズ

私が起業したのは1997年9月、36歳のときのことです。起業後しばらくは以前の経験をたよりに広告代理業が主たる業務でした。そのクライアントの一つに「コンタクト診療所」を複数店舗運営している企業があったのです。広告を請け負う側として、クライアントのビジネスモデルを研究しているなかで感じたのが、コンタクトレンズをインターネットで販売するビジネスの将来性です。

1997年5月に立ち上がったばかりの楽天市場を筆頭に、これからネット通販市場はどんどん拡大していく可能性があり、しかもコンタクトレンズは小さくて扱いやすく、リピート商材でもあるからネット通販に最適であると考えた私はクライアントに「ネット通販でコンタクトレンズを販売しましょう」と提案しました。

しかし、当時のコンタクトレンズメーカーはどのメーカーもこぞってネット通販には非常にネガティブだったので、メーカーにバレて商品供給を止められるリスクを懸念したクライアントに「御社の法人名義で出店してくれないか?」と持ちかけてこられたため、お引き受けすることにしたのです。

楽天市場に出店し、クライアントが仕入れているコンタクトレンズを販売したところ、面白いように売れました。ユーザーが自ら探し当てて買いに来てくれたので、広告を打たずとも、月間数百万円の売上を上げることができたのです。しばらくしてメーカーに見つかったクライアントが「ネット通販を続けるのなら、商品供給は止めさせていただきます」と注意を受けたのを機に、10カ月ほどで店じまいをしたのですが、私のなかでは「これならやれる！」という確信が満ちていました。

せっかくの商材や商機をみすみす逃すのはもったいなかったですし、業界事情を調べれば調べるほど、合法であるにもかかわらず商品供給を止めたメーカーのやり方に違和感が膨らんできました。広告代理業と並行してコンタクトレンズのネット通販に力を入れていこうと決めるのに、それほど時間はかかりませんでした。

当初はそのクライアントからこっそりコンタクトレンズを供給していただいていましたが、迷惑をかけるわけにもいかないので自力で調達先探しに東奔西走しました。しかし、思った以上に参入障壁は高く、なかなか仕入先を見つけることができませんでした。やがて売る商品がなくなったタイミングで店舗は開店休業状態となりました。そんなときにコンタクトレンズのケア用品を全国展開しているブランドを紹介してもらい、そのサンプリングの仕事を請け負うことになりました。

商品の良さを体感してもらうために、静岡以西の眼科クリニックをまわっているなかで、コンタクトレンズの販売があまりうまくいっていないという眼科クリニックから不要在庫を買い取るという形で細々と営業を続けていました。

しかし当時は、各メーカーの型落ちレンズしか扱えませんでした。新しいレンズをリリースすると「古いレンズは安くしてでも売りさばきたい」と考えるメーカーにとっても好都合だったに違いありません。リアル店舗は新しいレンズにすぐ切り替えるので、ネット通販は「今まで使っていたレンズをそのまま使いたい」というユーザーの受け皿として機能したように思います。

参入条件の明確化で新規参入が殺到

当初、仕入れられるコンタクトレンズの種類は限られていましたが、楽天市場内でコンタクトレンズを販売している店舗が数店しかなかったので、数年のうちは先行者メリットを享受することができました。

しかしインターネットが普及していくにつれて、ネット通販に参入してくる競合他社が増えてきました。基本的には現在も増え続けている印象ですが、目立って増えたのが2003年頃です。

そのきっかけとなったのが、2002年12月、取引先の販売店に対して、使い捨てコンタクトレンズのインターネット販売を一律に禁止したのは独占禁止法違反の疑いがあるとして、ジョンソン・エンド・ジョンソンが公正取引委員会（以下、公取委）から警告（行政指導）を受けたことです。

公取委の調査結果では、ジョンソン・エンド・ジョンソン社は「自社の使い捨てコンタクトレンズについて、医師の処方があればインターネットで販売することを認めていたにもかかわらず、『安全の確保』を理由に、1999年頃から2001年3月頃にかけて、取引先販売業者に対し、インターネットによる販売を一律に認めない方針を採った。医師の処方を得てインターネットにて低価格で販売する場合まで、取引を制限していた」と疑われる行為があったことが明かされています。この公取委の調査には伏線がありました。2001年6月に姫路市の眼科医が設立したアイティーザが大阪地裁にジョンソン・エンド・ジョンソンを提訴したのです。訴えの内容は「ネット通販でジョンソン・エンド・ジョンソン社のレンズを販売する際に、医師による処方指示書の提出を義務付け、従わない場合は出荷停止するという行為は独占禁止法に抵触する」というものでした。

ジョンソン・エンド・ジョンソンは、2001年4月頃から、医師の処方があればネット販売も認めるという方針に変更していたようですが、この調査結果を受けて、それまで様子をうかがっていたコンタクト診療所がネット通販に一挙になだれ込んだのではないかと想像しています。なぜなら当時、楽天市場にはレビューも店舗評価もない新規出店者を応援するために、出店後一定期間はその店舗の商材がランキング上位に来るようなシステムがありました。そこで上位に上がってくる新規出店者の概要ページを見て出店者の〝身元〟を推測できたのです。それまでメーカーからの有形無形の圧力でネット通販を控えていたコンタクト診療所の多くが追随したのだと思います。

さらに新規参入における明確な基準がなかったコンタクトレンズ市場に、大きな変化が訪れたのは2005年のことです。第1章で述べた通り医療機器販売業等の制度が変わり、コンタクトレンズは「高度管理医療機器（クラスⅢ）」に分類され、その取り扱いには、「医療機器販売及び賃貸管理者（現・コンタクトレンズ販売営業管理者）」の資格取得が義務づけられるようになりました。

その資格取得を一手に引き受けているのが、公益財団法人医療機器センターです。厚生労働省の外郭団体として、医薬品や医療機器などの審査を行う「PMDA」が指定している唯一の団体です。受講者が多く、ハードルを下げるという意味合いもあり、数ある高度管理医療機器のなかでコンタクトレンズのみ、単体で講習会が開かれています。

2004年、同センターが新しい法律の施行に先立ち、北海道から沖縄まで、全国15カ所で行った「コンタクトレンズ販売業者向け講習会」は6736人が受講しました。そこに全国8カ所で行った翌2005年の受講者3264人を加えると、ネット通販とリアル店舗をあわせて1万の販売業者が全国に存在していたといえます。

そのなかには、もともと店舗運営をしていた業者もたくさんいる一方で、法律によって参入条件が明確化したことにより新規参入してきたネット専業の通販業者も多かったように思います。法改正を機にコンタクトレンズのネット通販業者が雨後の筍のように誕生したことで、市場競争は激化していきました。

そもそも「医療用具」の頃から、インターネットでコンタクトレンズを販売することは法律上問題がありませんでした。当時は許可制ではなく届け出制だったので、地方自治体に届け出をすればネット専業だったとしても販売することはできたのです。ただ、メーカーから商品を供給してもらえないので、やろうとしない、もしくはやったけれど諦めた人が多かったのではないかと推測します。

この法改正により「誰でも販売できるわけではない」ことを建て付けにして参入障壁を上げたはずが、結果として下がってしまったのは、厚生労働省の誤算でした。法的にはっきりしないゆえに参入を控えていた業者やそもそもどうやって参入すればいいのか分からなかった業者が、法制化によって堂々とコンタクトレンズを販売できるようになったのです。

私自身にとっても、法制化は大きな転換点でした。それまでいっさい交渉の席に着こうとしなかったメーカーや代理店でしたが「販売管理者がいて、行政から販売許可を得ています」と申し出ると、扉を開いてくれるところもいくつか現れたのです。もちろんすべての種類を取りそろえられたわけではありませんが、ようやくコンタクトレンズを安定的に調達できるようになったのです。

ただしこのタイミングですべてのメーカーからネット通販への門戸を開くようになったのは、眼科クリニックもしくは眼科併設型のコンタクトレンズ販売店だけです。私たちのようなネット専業の販売業者には、依然として多くのメーカーが扉を固く閉ざしたままで、交渉すらできませんでした。当時、各メーカーに「商品を卸してもらえないか」と交渉に行くと、まず聞かれたのが「眼科クリニックをもっていますか?」という質問です。そこで「もっていません」と答えると、それ以上話は前に進みませんでした。眼科クリニックという〝パスポート〟をもっていない時点で、コンタクトレンズ業界に〝入国〟することはできなかったのです。

	H14	H15	H16		H17	
			一般	CL	一般	CL
	—	—	—	303名	341名	84名
	—	—	1,357名	375名	711名	177名
	692名	785名	4,551名	3,262名	3,446名	1,648名
	—	—	1,410名	716名	925名	436名
	—	—	429名	127名	250名	65名
	473名	440名	2,675名	723名	1,809名	514名
	—	—	—	98名	—	—
	—	—	881名	236名	667名	131名
	—	—	—	106名	—	—
	—	—	—	40名	—	—
	—	—	—	84名	—	—
	—	227名	1,577名	379名	932名	209名
	—	—	—	81名	—	—
	—	—	—	73名	—	—
	—	—	—	133名	—	—
	1,165名	1,452名	12,880名	6,736名	9,081名	3,264名
			19,616名		12,345名	

	H21		H22		H23	
	高度・特定	CL	高度・特定	CL	高度・特定	CL
	296名	341名	300名	369名	217名	395名
	135名	194名	183名	232名	157名	227名
	100名	—	83名	—	78名	—
	531名	535名	566名	601名	452名	622名
	1,066名		1,167名		1,074名	

	総数					
	59,427名					

出典：公益財団法人医療機器センター「医療機器センターの30年とこれから」

［図表８］　医療機器販売および賃貸営業管理者講習会の受講者数

年度（講習会別）	H8	H9	H10	H11	H12	H13
札幌会場	—	—	—	—	—	—
仙台会場	—	205名	144名	91名	—	—
東京会場	4,178名	816名	494名	456名	503名	624名
名古屋会場	—	178名	114名	92名	—	—
金沢会場	—	—	—	—	—	—
大阪会場	2,400名	532名	224名	244名	275名	338名
神戸会場	—	—	—	—	—	—
広島会場	—	—	—	—	—	—
高松会場	—	—	—	—	—	—
高知会場	—	—	—	—	—	—
北九州会場	—	—	—	—	—	—
福岡会場	—	200名	178名	144名	181名	180名
熊本会場	—	—	—	—	—	—
鹿児島会場	—	—	—	—	—	—
那覇会場	—	—	—	—	—	—
受講者数	6,578名	1,931名	1,154名	1,027名	959名	1,142名

年度（講習会別）	H18		H19		H20	
	高度・特定	CL	高度・特定	CL	高度・特定	CL
東京会場	802名	686名	429名	307名	394名	394名
大阪会場	245名	210名	257名	180名	229名	226名
福岡会場	117名	79名	149名	—	135名	—
受講者数	1,164名	975名	835名	487名	758名	620名
	2,139名		1,322名		1,378名	

年度（講習会別）	H24		H25		H26	
	高度・特定	CL	高度・特定	CL	高度・特定	CL
東京会場	220名	411名	216名	460名	224名	770名
大阪会場	134名	342名	149名	332名	124名	530名
福岡会場	—	—	—	—	—	—
受講者数	354名	753名	365名	792名	348名	1,300名
	1,107名		1,157名		1,648名	

※CL=コンタクトレンズ講習会

閉鎖的なコンタクトレンズ業界

コンタクトレンズメーカーから取引口座を開いてもらえなかったにもかかわらず、たとえ型落ちのレンズであっても、各メーカーの商品を扱うことができたのは、日本に十数社しかない代理店と呼ばれる卸問屋の供給ルートを確保できたからです。

この代理店制度というのはハードコンタクトの時代からあったようですが、使い捨てレンズの普及により、市場が2倍、3倍と大きくなり、レンズメーカーの数も増えていくにつれて次第に影響力も大きくなっていったように思います。基本的に外資のレンズメーカーというのはレンズの卸先である眼科クリニックと直接取引をしたがります。しかし小規模の眼科クリニックにとって仕入先が増えたり、取り扱うレンズの種類が増えるということは日々の発注業務であったり、支払い業務が煩雑になることを意味します。またそれぞれのメーカーのレンズに対する知識も必要になります。そこで代理店は自社を通せば仕入先、支払先は一本化され、レンズ知識をもった代理店のスタッフを派遣することで人手不足も解消されるという営業トークで徐々に取引先を増やしていきました。まさしく

Win-Winの関係です。

もう一つの成長理由はネット通販が出現するまではコンタクトレンズで稼いでいる眼科医にとっての〝敵〟はいわゆる量販店と呼ばれるコンタクトレンズを安売りする業者でした。実際に地域の眼科医会から各メーカーに対して、量販店にレンズを卸すなという圧力がかかるということがあったと思います。しかしメーカーにとっては量販店の販売力は魅力的です。そこでメーカーが直接、量販店と取引するのではなく、間に代理店を入れることで、代理店が勝手に量販店に卸しているという体裁で眼科医会からの圧力をかわす方法をとりました。こういった理由で販売力の比較的小さな一般眼科から量販店、また我々のようなネット専業の販売業者までを取り込むことで、代理店の存在感はますます大きくなってきています。

生き残りの道を探るメーカー

ネット通販のシェアが拡大していくなかで、コンタクトレンズメーカーも手をこまねいているわけではありません。それまで一貫してネット通販にはネガティブな対応を取ってきたジョンソン・エンド・ジョンソンも2002年、2010年に「独占禁止法の疑いがある」として、公正取引委員会の調査を受け、それぞれ是正勧告および排除措置命令を受けたことで180度方針を転換し、2015年には自社直営のECサイト「アキュビュー®オンラインストア」を開設しました。新しいDtoC（ダイレクト・トゥ・コンシューマー）モデルの確立に向かったのです。ただ私見ですが、この試みは、それまで二人三脚で使い捨てレンズの普及に尽力してきた眼科医のなかにも不満を漏らす人が出てきたり、システムとしても眼科での受診を前提としながらも、提示しなくても購入できるケースがあったりと、分かりにくかったことにより軌道に乗せるのは難しかったように思います。2022年にはサービスを停止し、後継サービスとしてアキュビュー®都度便と定期便に引き継がれています。また日本アルコンは、2022年コンタクトレンズのオンライン購入サービス「MyAlconダイレクト」（マイアルコンダイレクト）を本格的に稼働したことを発表しました。新サービスでは、コンタクトレンズユーザーはMyAlconダイレクト加盟店舗での登録後、処方指示書有効期間内であればスマホやPC等でいつでも簡単に対象のアルコンのコンタクトレンズやレンズケア製品を購入できるそうです。どちらもまずは加盟している眼科クリニックに行って受診すれば処方箋（指示書）なり、コードを取得でき、それを使ってネット通販するという仕組みです。ただ、それぞれの処方箋（指示書）、コードは1年間有効で、期間内であれば眼科での検査なしで購入できるとのことなので、量販店がすでに実施しているサービスと大きな違いはないのではないかと思います。いずれにしても、この販売方法は量販店、レンズメーカーともにコンタクトレンズ購入の際の眼科での検査は年に一度で十分と考えている証になるのではないでしょうか。

【コラム】知らないうちに払わされている　〜薬学管理料〜

コンタクトレンズと同様、法律で定められているわけでもないのに、あたかも従わなければならないものとして一般に認知されていることが世の中にはあります。それは、処方薬を調剤薬局などでもらうときに支払う「薬学管理料」です。代表的なものとしては「薬歴管理指導料」があり、処方箋受付1回につき43点（430円分もしくは570円分）の調剤報酬点数が加算されます。

薬歴管理指導料とは、患者が安全に薬を使用するために必要な情報の収集・分析・管理・記録や、患者に薬を渡す際の説明に対して薬剤師に与えられる報酬です。患者がこれまで使用してきた薬や、現在使用している薬の情報が記載されている「お薬手帳」を持参すれば、医療費の負担が軽くなるように設定されています。

10年ほど前、テレビの情報バラエティ番組で「薬歴管理指導料を毎回支払うのは損だ」という観点で取り上げられていましたが、私が違和感を覚えているのは損か得かということではありません。本来、薬歴の管理や指導を受けるかどうかの選択権は患者側にあるのではないかということです。にもかかわらず、患者の意思を確認せずに自動的に加算されるようになっているところです。実際、私はいつも薬局の窓口で「自分で管理するので薬歴の管理指導は結構です」と伝えています。薬剤師の方も「分かりました」とすんなり承諾してくれます。

私には持病があり、同じ薬を長年飲み続けているので、服用している薬の効能、副作用、飲み合わせしてはならない薬など十分理解しているつもりです。なにより「個人の病歴」は極めて重い個人情報だと思うので、第三者に管理されることに抵抗があるというのが管理指導を断る主な理由です。

近年、紙のお薬手帳をスマートフォンなどのアプリに移行させた「電子版お薬手帳」により、日本全国どこの薬局でもかかりつけ薬局と同等の管理指導ができる仕組みの実現に向けて国が動いています。しかしながら、いまだ薬局間の連携が不十分なために、旅行先で体調を崩して病院にかかり、その近辺の薬局で薬をもらう場合などに、十分な管理指導が行われていないのが現状です。

ただこれは、あくまでも私個人の意見にすぎません。管理指導自体は良い取り組みだと思いますし、必要だと思う人は管理指導を受ければいいと思います。厚生労働省の局長が発出した「薬局業務運営ガイドライン」（1993年4月）にもこう記されています。

「薬局が、調剤された薬剤ばかりでなく必要に応じ一般用医薬品を含めた薬歴管理を行い、ていねいな服薬指導を実施することは医薬分業の最も大きなメリットである。特に、高齢化に伴う複数受診の増加等により重複投薬や相互作用のリスクが高まっており、これらを防止するためには薬歴管理と服薬指導は不可欠となっている。薬歴管理や服薬指導を行わない医薬分業は、その意義が大幅に失われてしまうことになるので、その適正な実施につき特段の指導を行われたい」

複数の薬の飲み合わせによって効果が増強したり打ち消されたり、あるいは新たな副作用が現れるリスクが高まったりするため、管理指導が必要だという考え方は納得しています。だとしても、事前に必要かどうかの意思確認をするのが筋だと思うのです。

日本は法治国家なので法律を遵守するのは当たり前ですが、法律で定められていないことに関しては個人の自由に委ねられるべきです。コロナ禍のマスク着用、外出制限などは非常に慎重に議論された結果だと思います。何らかの理由で自由を制限するにしても、極めて慎重な姿勢が求められると思うのです。コンタクトレンズの購入と同じように、その選択をした個人が責任を負うのを前提として、個人に選択権が与えられるべきだと私は考えています。

［第4章］

ネット通販、リアル店舗、眼科……コンタクトレンズは自分に合った販売チャネルで購入する

コンタクトレンズ購入時には眼科受診と処方箋（指示書）の提出を法制化すべきか

　ここまで長々とコンタクトレンズ業界の不可解な現実をお伝えしてきました。ここからはこういった状況を踏まえて私なりにコンタクトレンズを取り巻く環境の改善策をいくつか提示したいと思います。

　その前にもう一度問題点を整理しておくと、まず明確にしておかなければならないのは、日本は法治国家であり、法律が規定していないことは個人の自己責任において行動なり、選択なりがなされるべきだということです。現行法上、コンタクトレンズという医療機器を購入する際に処方箋（指示書）の提出は必要ではありません。そうだとすれば〝リアル店舗であれ、ネット通販であれ、コンタクトレンズ購入の際に処方箋（指示書）の提出を求めるのはおかしい〟ということになります。しかし、ほとんどのリアル店舗では提携している眼科での受診が必須ですし、提携眼科をもてないネット通販ではほとんどの店舗が処方箋（指示書）の提出を求めずに販売しているというのが現実です。この2つの現実が患者（ユーザー）に処方箋（指示書）は必要なのか、必要でないのかという迷いを生じさせているのです。そうであるならば、一つの解決策として薬機法に〝コンタクトレンズの購入には処方箋（指示書）の提出が必須である〟と明記し法制化すべきではないでしょうか？

もちろんこれを実際に施行するにはさまざまな環境整備が必要となります。まずは①処方箋（指示書）の発行が増えることによる医療費の増大を国も国民も受け入れる必要があります。次に②すべての眼科クリニックは患者（ユーザー）の要望があれば処方箋（指示書）を発行する必要があります。その際発行される処方箋（指示書）は、医販分業の主旨に則って提携販売店向けではなく、リアル、ネットを問わずどの販売店でも使用できるものであるべきです。①については前章でも触れたようにおよそ700億円の負担増ですが、医療費全体から見ればわずか0・2％なので理解が得られるかもしれません。また②についても業界ではよく知られた話ですが、広島モデルといって広島県では販売店を併設していない一般眼科でも普通に処方箋（指示書）を発行してくれるそうです。どういう経緯でそうなっているのかは分かりませんが、実際にそういった自治体があるのですから、厚生労働省、眼科医会が率先して指導を徹底すれば広島モデルが全国に普及していくことも可能だと思います。ただし、法制化した場合、基本的に眼科クリニックの数が不足しているという問題は残ります。コンタクト診療所による不正請求が横行した２００６年の記事で、当時の日本眼科医会の吉田副会長はこう指摘しています。

「ＣＬ（コンタクトレンズ）のユーザーは１５００万人。これをすべて一般の眼科医が診ることは現実には不可能。少なくとも、ＣＬ診療所にはきちんと技術を身につけた医師がいるべき。何かあっても『ここではわからないから他に行って』では困る」（『日本医事新報』２００６年12月23日）

今の日本においては、コンタクトレンズユーザーの定期検査を受け入れるだけの眼科クリニックの数もなければ、ゆとりもないのです。私の知人の眼科医が皆、口をそろえて言うのは「それをすると、治療を必要とされている方の診療（一般診療）ができない」ということです。

「痛みを抱えたりして困っている人を優先して診るのが眼科医の務めだ」

「指示書だけを出してもらいたいのなら、金儲けに走っている眼科医のところに行けばいい」

「指示書だけ出してもらいたい人に大勢来られても困る」

そういった本音は表に出てきませんが、使命感やプライドをもっている眼科医ほど、コンタクトレンズ処方を敬遠しているように感じます。

では、どうすればこの構造的な問題を解決できるのか。これについてはコロナ禍で普及が加速したオンライン診療が問題解決の一つの手がかりになるのではと思っています。初めてコンタクトレンズを装用するユーザーの診察は難しくても、2回目以降の継続装用のユーザーの診察であれば十分可能だと思います。私もいくつかのオンライン診療システムを試してみましたが、5G回線を使えばスマホで診察予約から受診、処方箋（指示書）発行までまさしく一気通貫に非常にスムーズに受診できました。オンライン診療システムを使えば1時間待たされて1分診察という患者（ユーザー）側のストレスもなく、医師にとっても非常に効率よく処方箋（指示書）を発行することができます。この仕組みが普及していけば、眼科クリニック不足という問題を解決する一助になるのではないかと思います。

国家資格「オプトメトリスト」が活躍する海外諸国

もう一つの解決策を考える際に参考になるのが、海外で活躍する「オプトメトリスト」

の存在です。

検眼医または視力測定医と訳されるオプトメトリストは、視覚機能のスペシャリストとして、メガネやコンタクトレンズを処方するだけでなく、眼病の検診・診断や視覚機能を改善・維持・回復させるトレーニングやリハビリなどを行い、総合的なビジョンケアを実践する仕事です。

アメリカやカナダ、オーストラリア、そしてヨーロッパやアフリカ、アジアのいくつかの国々など、世界45カ国以上で国家資格となっており、高度の専門職として多くの人々の目の健康を支えています。一方、日本でもオプトメトリーの専門職制度の確立を目指す「日本オプトメトリック協会」（1979年設立）という任意団体があり、オプトメトリストの資格を用意していますが、国家資格ではありません。

教育制度が構築され、高い社会的地位が確立されている国も少なくないなか、特にアメリカは100年以上もの歴史があるオプトメトリスト先進国です。一般の4年制大学卒業後にオプトメトリーの大学または学部で4年間学んだのち、国家試験と州の試験に合格してようやくオプトメトリストとして仕事ができます。

アメリカではインターネットでのコンタクトレンズの販売は許可されていますが、オプトメトリストか眼科医が発行した処方箋がなければ購入することはできません。最近ではオンライン上で目の検診ができて処方箋をもらえるシステムが導入され、自宅からでも購入できるようになっていますが、処方箋なしでは購入できないことに変わりはありません。アメリカでコンタクトレンズを処方しているのは、ほとんどがオプトメトリストです。

またアメリカでは２００４年8月から、アイケア処方者（眼科医、オプトメトリスト）とコンタクトレンズ販売者に対する新しい法律が施行されており、「処方者は、レンズフィッティングを終えたあと、処方箋のコピーを患者に必ず提供、もしくは、許可された第三者に処方を確認または提供しなければなりません。一方、コンタクトレンズ販売者は、患者または処方者から受け取った処方箋、または処方者との直接のコミュニケーションを介して検証した有効な処方に従ってのみコンタクトレンズを販売しなければなりません」というルールが設けられています。

コンタクトレンズメーカーのクーパービジョンがホームページで公開している「海外のコンタクトレンズ情報」では、２０１１年に起きたアメリカでの訴訟事案として、処方箋なしでコンタクトレンズをインターネット販売していた業者がアメリカ政府連邦取引委員会（ＦＴＣ）に起訴され、廃業に追い込まれるほど多額の罰金が科せられたと報告されています。

※原文

The Contact Lens Rule

In place since August 2004, the Rule imposes obligations on both eye-care prescribers and contact lens sellers. The prescriber must automatically provide the patient with a complete copy of the contact lens prescription after completion of a contact lens fitting, and also must verify or provide the prescription to authorized third parties. The Rule also requires that contact lens vendors sell contact lenses only in accordance with a valid prescription the seller has received from either the patient or prescriber, or has verified via direct communication with the prescriber.

私自身、オプトメトリストが活躍するシンガポールでコンタクトレンズを購入した経験がありますが、レンズの処方におけるオプトメトリストの仕事は、日本の眼科クリニックでコンタクトレンズを購入する際の検査と非常によく似ていると感じました。一部、眼圧検査などの専門的な業務もありますが、何度もフレームのないメガネをかけて、ユーザーに合うレンズをフィッティングするという内容だったからです。

メーカーも眼科医も厚生労働省も、既存の眼科クリニックだけでは、すべてのコンタクトユーザーのニーズに応えられないことがずっと以前から分かっているはずです。コンタクトレンズのフィッティングに特化した施設をつくらなければならないと認識しているはずです。役割を細分化し、スペシャリストを整備、配置する、そのためにこういったオプトメトリストのような新しい国家資格を制定し、コンタクトレンズの処方を担っていただけば眼科医不足の問題も、目の健康問題も同時に解決できるのではないかと思います。

「目のスペシャリスト」視能訓練士を活用する

ただ、新しい国家資格の制定は一朝一夕にできるものではありません。そこで私は「視能訓練士」の方を活用すればいいと考えています。

視能訓練士とは、視機能の検査や矯正訓練、視能障害のケア、目の検診を行う「目のスペシャリスト」です。1971年に誕生した国家資格であり、有資格者は全国に約1万8500人（2022年4月1日現在）います。その仕事内容について、厚生労働省が運営する職業情報サイトではこう紹介されています。

「乳児から高齢者までの幅広い年齢層の目の複雑な視機能を検査すること、弱視や斜視により発達が滞ってしまった視機能を訓練によって回復させることが主な仕事である。

眼光学の専門知識を生かして、眼科検査で遠視、近視、乱視、白内障、緑内障等の眼の異常・疾患を把握する。また、眼鏡やコンタクトレンズの処方に必要な検査を行う他、医師の指示により精密光学機器を使って目の構造や機能を調べ、視力、視野、色覚、眼球運動等を評価し、医師が診療を行うためのデータを提供する。

眼鏡を装用しても良好な視力が得られない「弱視」や、両眼が同時に一つのものを見ることができない「斜視」といった眼の病気は、幼少期に訓練を行うことによって視機能を回復する可能性がある。弱視の原因や斜視の状態などを評価し、医師と相談して患者ごとのプログラムを計画し訓練を行っていく。

その他に、目の病気を早期発見する就学前健診等での視機能検査や、加齢や生活習慣病等の疾患により視機能が低下した患者の支援を行うロービジョンケアも視能訓練士の仕事である」

同じ医療系の国家資格でも、有資格者約17万人（2019年度）の理学療法士（PT）、有資格者約9万4000人（2018年度）の作業療法士（OT）、有資格者約3万4000人（2020年3月末）の言語聴覚士に比べるとかなりニッチな存在です。

視能訓練士になるには、視能訓練士養成校で1〜3年、あるいは視能訓練関連課程がある大学で4年学んだうえで、国家試験に合格しなければなりません。ほぼ海外のオプトメトリストと同じくらいの時間を目の機能を学ぶことに費やしています。しかし、その専門性や重要性に比して活躍の場が少ないために、資格を取得したにもかかわらず、資格を活用できない一般企業に就職・転職せざるを得ない人は少なくないようです。

2年ほど前、当社の求人に応募された視能訓練士の方もこう話されていました。

「長く勤められる安定的な仕事なので空きが少なく、退職してポストが空かないと入れないような状況があります。病院の眼科で勤務していても、結局ドクターが頂点にいるので、ドクターの補助的な仕事しか与えられません。せっかく取得した資格を活かして仕事をする場所が圧倒的に少ないいんです」

そういう方々をもっと広く活用し、コンタクトレンズの処方に要する定期検査や装用指導（フィッティング）を医師の指示を受けなくても視能訓練士が単独でできるようにすれば「眼科医が圧倒的に足りない」問題も厚生労働省が言うところの「目の健康と安全」問題も解決できると思うのです。

コンタクトレンズの継続検査を医療行為から外せるか？

視能訓練士を活用すればコンタクトレンズ購入時に処方箋（指示書）の提出を義務付けた場合の眼科医不足の問題はある程度解消できると思います。ただし、この場合、視能訓練士が発行した処方箋（指示書）は保険請求できるのかという新たな問題が生じます。医師ではない視能訓練士が処方箋（指示書）を発行するために行った検査は医療行為なのかという問題です。可能か、不可能かと問われれば可能だと思います。例えば柔道整復師が行った施術は一部保険請求が可能です。皆さんも接骨院で保険診療を受けた経験があると思います。ただ、この接骨院での施術の保険請求は柔道整復師の方々が長い年月をかけて血のにじむような運動の結果、勝ち取ったものなので、同じような運動を誰が主体となってやり続けることができるかを考えると現実的ではないかもしれません。

だとすれば、コンタクトレンズ購入時の継続検査は思い切って医療行為から外してしまえばよいと思います。初めてコンタクトレンズを装用するビギナーの初回購入時は眼科クリニックで医療行為として受診し、2回目以降の継続検査は視能訓練士のいる施設で医療行為ではない検査を受けて処方箋（指示書）の発行を受ける。そうすれば懸案事項である医療費の削減も実現できますし、常勤の眼科医を雇用しているコンタクトレンズ量販店は非常勤に替えることで人件費を抑えられ、競争力を高められる可能性も出てきます。コンタクトレンズ販売店で雇用されている眼科医にとっては受け入れがたい話だと思いますが、消費者にとっては今よりも販売チャネルが増えるという点で、メリットが大きい仕組みだと思うのです。

ただ、提案している私自身、実現する可能性は非常に低いとも感じています。コンタクトレンズを生活の糧にしている眼科医から猛反発されるのは当然として、コンタクトレンズとは距離を置いているほかの眼科医からも反対されるのは必至だと思うからです。

私が政治家の秘書を務めていた頃、医師会や薬剤師会と政権与党との密接な関係性をよく目にしていました。5年に一度の薬価改定や2年に一度の診療報酬改定により、報酬が引き下げられる（収入が減る）タイミングには、決まって陳情の嵐がやってきました。日本の医療保険制度は統制経済のもとで運用されていることもあり、「医療行為から何かを外す＝医師の権限が奪われる」ことへの拒絶反応を示す医師は少なくないと思われます。一つでも事例をつくってしまうと、別のところに飛び火して、なし崩し的に規制緩和が進んでいくのではないかという懸念があるのだと思います。

もちろん医療は人の命を救ったり守ったりする仕事なので、侵してはいけない聖域はあってしかるべきだと思います。立場が変われば、私も同じような態度を示すかもしれません。

1997年9月には最高裁から「コンタクトレンズの処方のために行われる検眼及びテスト用コンタクトレンズの着脱の各行為が、いずれも医師法一七条にいう「医業」の内容となる医行為に当たるとした原判決の判断は、正当である」という判決も下されています。

ただやはり、程度の問題はあると思います。繰り返しになりますが、コンタクトレンズが人工透析器やペースメーカーと同じカテゴリーに位置づけられていることに無理があるように感じます。現実問題として、眼科クリニックで行う継続検査は2006年4月の診療報酬改定以後、コンタクトレンズの処方についてはどんな検査をやっても一律170点の診療報酬しか請求できないことになっており、実際に行われているのは視力測定と、スリット検査くらいで、眼圧測定や屈折検査、矯正視力検査などは、ほとんど行われず、装用練習もユーザーが自分でやります。もちろん眼科医の診療を望む方もいらっしゃるかもしれませんが、継続装用する際の定期検査等は視能訓練士が行えば十分ではないかと思うのです。医師法は1948年、薬機法は1960年の施行で、もう60年以上の時間が経過しています。もちろん現在までに何度か改正されていますが、法律は時代の変化に適合するために変えていくべきだと思います。国としても行政改革を進めているのであれば、優先順位が低いものは民間に開放していくのが道理にかなっているはずです。風車に挑むドンキホーテのごとしですが、実現すれば眼科医不足を解消し、医療費増大も防げるという一石二鳥の解決策であると信じています。

遠近両用コンタクトレンズという〝頼みの綱〟

私が出版してまでコンタクトレンズ業界の〝不可解〟な現状を訴えたかった背景には、もう一つの理由があります。

少子高齢化の進行とともにコンタクトレンズビギナーがどんどん減っていくであろう状況を踏まえると、高齢化によりますます増大する40代以上をターゲットとした「遠近両用コンタクトレンズ」のニーズを取り込むしかこの業界が成長していく道はないと思うのです。別の言い方をすれば、先細りしていく業界の未来を光り輝く明るいものに変えられるほど、遠近両用コンタクトには可能性があると思います。とりわけ旅行やレジャー、スポーツなどを趣味とする「アクティブシニア」層には支持されるでしょう。

事実、遠近両用コンタクトレンズはここ20年来、メーカー各社が技術開発に力を注いでいます。2017年頃と比べてレンズのクオリティは格段に上がりましたし、種類も倍くらいに増えています。それに伴って、近年、特に需要が伸びており、私たちも販売に力を入れています。

私も遠近両用レンズのターゲットのひとりですが、若い頃から使い捨てコンタクトレンズを装用してきたユーザーにとって、老視が入り、近くのものが見えにくくなってきたとき、「老眼鏡にするか、遠近両用コンタクトレンズにするか」を選択するターニングポイントが訪れます。そこで一度、老眼鏡を使ってしまうと、もうコンタクトには戻ってこなくなる人が多いという実態があります。

それは「老眼鏡のほうが楽だから」かもしれませんが、自分に合う遠近両用コンタクトレンズが見つからなかったために、やむを得ず老眼鏡を使っている人も少なくないと思います。裸眼に等しいコンタクトレンズの視界に慣れてきたユーザーにとって、老眼鏡は視界が限られてしまううえに、持ち歩きが面倒、老けて見えるという点でストレスは大きいはずだからです。

見えづらさを緩和するツールとして、だましだまし遠近両用レンズを使っている方でも良いフィッティング技術と出合えれば、自分にぴったりのレンズを見つけ、クリアな視界を手に入れられるはずです。

既存ユーザーをドロップアウトさせることなく、遠近両用コンタクトに乗り換えていただくためにフィッティングは欠かせないわけですが、遠近両用の場合、このフィッティングが難しく、高い技術を要するのです。現状として、遠近両用コンタクトのフィッティング技術を有している眼科クリニックは限られています。にもかかわらず、「眼科医から処方箋（指示書）を出してもらわないといけない」というルールで縛ると、潜在顧客も含めたユーザーの数（需要）に対して眼科医（供給）が圧倒的に足りない状況が生まれてしまいます。

それは業界全体にとって「大いなる機会損失」ですし、遠近両用コンタクトレンズユーザーがなかなか増えない主要因となっています。レンズの進化や老視の人の増加に対して、制度が追い付いていないのです。

メーカー各社が技術開発に力を注いでいる割には宣伝広告に力を入れていないように見受けられるのもそこが原因ではないかと推測しています。テレビで好感度の高いタレントを起用し、大々的にCMを打った結果、眼科クリニックでフィッティングを希望するユーザーが急増したとしても、その受け皿がないので購入にはつなげられない——という展開が目に見えているのだと思います。

実際、自分に合うレンズを見つけるために、何度もクリニックに通ったユーザーもいらっしゃるのではないでしょうか。都市部から離れれば離れるほど、スムーズなフィッティングができる眼科クリニックを見つけるのが至難の業になります。自分の目に合うレンズを見つけるのに時間と労力とコストがかかりすぎていることが、老眼鏡への移行を加速させているのです。

視能訓練士の出番はここにあります。コンタクトレンズ販売店で働く視能訓練士の指導を仰ぎながらフィッティングする仕組みをつくれば、受け皿はかなり拡大しますし、視能訓練士の活躍の場も確保できます。

改めていいますが、老視に差しかかる40代以上のコンタクトユーザーに、いかにドロップアウトさせずに遠近両用コンタクトに移行していただくか。この仕組みづくりは真っ先に取り組むべき喫緊の課題です。これは業界全体が一丸となって取り組まないといけないミッションであり、「ネットで買うのはダメ」などと業界内で足を引っ張り合っている場合ではないと思うのです。

自分に合った販売チャネルを選ぼう

私自身は市場リサーチのために年に数度、リアル店舗を訪れたり、同業他社のネット通販を利用したり、海外から個人輸入したり、台湾やシンガポールなどの海外のコンタクトレンズ販売店で購入したりと、あらゆるチャネルでコンタクトレンズの購入経験があります。その経験からいえることはどこで購入しても「ワンデーアキュビュー®」は「ワンデーアキュビュー®」だということです。つまり、どのチャネルで買ってもレンズそのものに変わりはありません。

もちろん海外では日本の承認とは違うスペックのレンズというのも一部ありますが、ほとんどは同じです。とすればあとはどのチャネルで購入するかを選ぶだけなのです。

しかし、見方を変えれば、日本では明確なルールが定められていないからこそ、ユーザーに選択肢が与えられているともいえます。ネット通販のシェアが４割という数字がその象徴でしょう。処方箋（指示書）なしでもコンタクトレンズをネット通販で買える規制の〝緩い〟国はごく一部です。

定期検査を受けない危険性を強調する眼科医などのネガティブキャンペーンにより、「コンタクトレンズをインターネットで購入する」ことに後ろめたさを感じておられる方もいるかもしれませんが、せっかく合法的にコンタクトレンズをインターネットで購入できるのであれば、堂々とその利便性を享受しましょう。もちろん、不安を感じられる方は、眼科クリニックに行って受診のうえ購入することをお勧めします。

法律を遵守するのは当たり前ですが、法律で定められていないことに関しては自己責任のもとに個人の自由に委ねられるべきです。コロナ禍で私たちは、何らかの理由で自由を制限するにしても、極めて慎重な姿勢が求められるということを学びました。

コンタクトレンズの購入においても、個人に選択権が与えられるべきであることに変わりはありません。毎回、眼科併設店に行って買うのか、調子が悪くなったら眼科で診てもらって、普段はインターネットで買うのかということについては、ユーザー一人ひとりが自己責任で、自分に合ったチャネルを選ぶべきなのです。それは大げさにいえば自身の生き方、ライフスタイルを選ぶことにつながるのではないでしょうか。

	北米・豪		ヨーロッパ共同体		
	豪	米国	独	英	EU
	なし	なし	なし	なし	販売規制は各国
	なし	なし	品質、安全の確保	なし	
	眼鏡士、検眼士、医師（州法）		なし	登録医師、登録検眼士、登録販売眼鏡士	
	眼鏡士法（州法）	眼鏡士（州による）、検眼士は州免許	眼鏡士	眼鏡士法	
	視力補正用のみ必要。徹底されていない	必要	不要	必要	
	30日以下連続装用：クラスⅡa、30日超：Class Ⅱb	終日装用：クラスⅡ 連続装用：クラスⅢ	EUに同じ	EUに同じ	連続装用30日以下：クラスⅡa、連続装用30日超：Class Ⅱb
	非医療機器	視力補正用と同じ	非医療機器	登録医師、登録検眼士、登録販売眼鏡士による販売	非医療機器
	可。要処方せんと記載	可。州により処方せん、発行者名とTel要	可	可	国ごとに方針決定。現在禁止しているのはフランスのみ

出典：厚生労働科学研究成果データベース「コンタクトレンズ販売の実態調査に基づく販売規制のあり方に関する研究」

［図表9］ 世界のコンタクトレンズ小売販売規制 2013年3月31日時点

地域	アジア				
国	日本	中国	韓国	台湾	カナダ
業の許可・登録	知事	知事	知事	地方自治体	なし
許可・登録の条件	相対的欠格事由、構造設備、管理者	技術スタッフ、施設設備、品質管理	相対的欠格事由、品質確保、販売秩序、施設設備	資格者	なし
販売者（試装なし）の資格注）	なし	検眼士（北京市）	眼鏡士	眼鏡士、検眼士（州法）	眼鏡士または州法で認められた者。検眼士、医師（州法）
資格（医師は除く）	なし	地方労働局が検眼士の資格付与	眼鏡士は国家資格	検眼士法を立法作業中	眼鏡士法、検眼士法（州法）
購入時の処方せん	なし	なし	医療用と6歳以下の要求。他はなし	承認時「要処方せん」表示、購入時なし	必要
医療機器分類	高度管理医療機器	第三類	終日装用：クラスⅡ 連続装用および治療用：クラスⅢ	終日装用：クラスⅡ 連続装用：クラスⅢ	終日装用：クラスⅡ 連続装用：クラスⅢ
非視力補正CL規制	視力補正用と同じ	2012年4月1日より、第三類	視力補正用と同じ	クラスⅡ	2012年12月14日からクラスⅡ
インターネット販売（国内）	可	販売業許可＋ネット販売許可	禁止	禁止	州により可（BC）

注）各国の医師、検眼士及び英国の登録販売眼鏡士は試装も認められている。

おわりに

コンタクトレンズメーカー、コンタクトレンズ販売店提携型眼科クリニック、ネット通販専門業者、厚生労働省。本書では、４者の思惑や利害が複雑に絡み合うコンタクトレンズ業界の歴史や内情を明かしてきました。

縁あって、２０００年頃よりネット通販でコンタクトレンズを販売し始めてから20数年経った今、インターネットの普及に後押しされて、業界構造はずいぶん変わりました。閉鎖的な村社会のようだった業界も少しずつ風通しがよくなってきたように感じます。20年以上前、放浪先で書いたＨＰ（ホームページ）の旅日記を通して見ず知らずの人とつながったときに抱いた「インターネットは消費スタイルを変える！」という予感は間違っていなかったのだと思います。

しかし、業界内にはまだ旧態依然としたところも残っており、ユーザーが不便を強いられているのが現状です。ただ、私は本書でその〝犯人探し〟をしたかったわけではありません。誰が悪いというのではなく、私もその一端にいる業界の構造的な問題が自分たちやユーザーを窮屈にしているのだと思います。

コンタクトレンズ購入におけるネット通販のシェアが４割になったことで、メーカーの担当者は「無視できない存在になっている」と口々に言います。それは「眼科を受診せず、ネット通販で購入する」ユーザー一人ひとりの選択が市場を変えていった証です。

ユーザーの方々にコンタクトレンズを取り巻く現状を広く知っていただくことで建設的な議論が生まれ、時代にそぐわない因習を打破できればとの思いで筆をとりました。本書がユーザー一人ひとりの自己判断を後押しし、業界をさらに自由なものに変えていく一助になれば幸いです。

［図表 10］ コンタクトレンズ関連年表

16世紀		レオナルド・ダ・ヴィンチがコンタクトレンズを考案
1911		ドイツでコンタクトレンズが商品化される
1951	2月	メニコンの創業者である田中恭一氏が国内初の角膜コンタクトレンズの実用化に成功
1960頃		ソフトコンタクトレンズが登場
1970頃		ハードコンタクトレンズが登場（素材はプラスチック）
1986	5月	寝ている間も取り外しが必要なく、1週間連続して使えるソフトコンタクトレンズが発売
1988	7月	アメリカで、使い捨てコンタクトレンズ（1週間）が発売
1991	10月	国内で、使い捨てコンタクトレンズ（1週間）が発売
1995	4月	国内で、ワンデー使い捨てコンタクトレンズが発売
	7月	製造物責任（PL）法が施行される
1997	5月	楽天市場がオープン（出店は13社）
1999	8月	楽天市場の出店者が1000社を突破
	12月	コンタクトレンズの処方ミスにより、目に障害が残ったとして、大阪府堺市の主婦が処方した診療所とコンタクトレンズ販売会社を提訴
	12月	コンタクトレンズの装用による目の障害が全国的に多発している状況を受け、弁護士らが「コンタクトレンズ被害研究会」を発足させる
2001	4月	認定眼鏡士制度が発足
	7月	コンタクトレンズをインターネット販売したところ出荷停止を受けた眼科医が、大手メーカーを独禁法違反で提訴
	7月	大手メーカーが、サブスクリプションの走りとなる定額会員制サービスをスタート
2002	7月	1999年12月に大阪府堺市の主婦が起こした訴訟について、大阪地裁はコンタクトレンズ販売店と眼科医の双方に過失責任を認め、損害賠償を命じる
	12月	公取委がコンタクトの処方箋に関して、競争政策上、販売業者を限定した処方箋を発行しないよう、日本眼科医会に要請
	12月	公取委が大手メーカーに対し、「ネットによる販売を一律に認めない方針を採り、医師の処方を得てネットで低価格で販売することを制限していた」疑いがあるとして、警告を行う
2004	4月	ワンデーの使い捨てカラーコンタクトレンズが発売
	9月	日本眼科医会が報道で「コンタクトレンズ眼障害 放置すると失明の可能性も ～装用者の10人に1人が眼障害～」と警鐘を鳴らす
2005	3月	TBSの「報道特集」で、『コンタクトレンズ安売りのからくり』が放送される
2005	4月	薬事法改正。コンタクトレンズが「高度管理医療機器（クラスⅢ）」に指定され、都道府県の許可を得ないと販売できなくなる

著者作成

2006	4月~	診療報酬改定により、コンタクトレンズ検査料が新設。積み上げ算定していた項目が、コンタクトレンズ処方を目的とする場合は包括化されたほか、コンタクト関連患者が70%以上なら、検査料は一般眼科の半額になる仕組みが設けられる
	9月	コンタクトレンズ販売大手がドラッグストアと提携し、コンタクトレンズの販売を開始（業界初）
	11月	コンタクト診療所による不正請求が横行している実態が、大々的に報じられる
	12月	愛知県内の男女4人が割高な検査料を不正に請求されたのは詐欺罪に当たるとして、眼科診療所を告訴
2008	4月	検査料の不正請求が多発したことから、コンタクトレンズ診療における診療報酬が再改定される。コンタクトレンズの検査料を一本化したほか、検査料が一般眼科の半額となる対象を、コンタクト関連患者の割合が70%以上から30%以上に広げる
2009	11月	雑貨扱いだった「度なしのおしゃれ用カラーコンタクトレンズ」が、高度管理医療機器として薬事法の規制対象になる
2010	3月	大手メーカーが製品一覧表で、特定の商品に「店頭以外で価格表示をしないように」と書き添え販売店に伝達した疑いで、公取委の立ち入り調査を受ける
	11月	広告の価格表示を不当に禁じたとして、公取委が大手メーカーの違反を認定。再発防止を求める排除措置命令を下す
2015		遠近両用コンタクトで主力の1日使い捨てタイプの種類が増え始める
2016	4月	診療所内でのコンタクトレンズ販売が認められる
2017		使い捨てコンタクトレンズの金額シェアは、コンタクトレンズ全体の94%になる
	8月	国民生活センターが「コンタクトレンズによる目のトラブルにご注意ください」という注意喚起を促す
	9月	厚労省が販売業者への監視強化に乗り出す。より具体的なルールを示した新たな通知を出し、徹底を求める
2018	5月	国内コンタクトレンズの草分けとされる日本コンタクトレンズ（1964年設立）が破産
		インターネット販売の金額シェアが27%まで増加（GfKジャパン「2018年コンタクトレンズ市場動向」）
2019	6月	街中で配られるコンタクトレンズのチラシなどで、商品の価格が具体的に表記されないのはメーカーによる圧力が背景となっている疑いがあるとして、公取委が独禁法違反の疑いで大手メーカー３社の立ち入り検査を実施
2020	6月	立ち入り検査を実施した１社について、公取委は同社が申請した「確約手続き」に基づく改善計画を認め、行政処分は見送りとする
	11月	立ち入り検査を実施した１社について、公取委は同社が申請した「確約手続き」に基づく改善計画を認め、行政処分は見送りとする

コンタクトレンズの専門用語&豆知識

■ 左右の違い

右眼用、左眼用のレンズで形状やサイズが異なるようなことはありません。しかし、左右で視力が異なる場合は、それぞれの目に合った度数を使用する必要があります。左右の視力に違いがあるのに、同じ度数のレンズを使用していると視力が悪いほうの目で見えないものを視力が良いほうの目で見ようとするため、必要以上に目に負担がかかり、視力低下にもつながります。

■ 表裏の見分け方

コンタクトレンズには表裏があります。表裏を逆に入れるとレンズのふちが眼球に当たるため、ゴロゴロ感や違和感があるので、必ず正しい向きで装用しなければなりません。凹面を上にして指に乗せ、レンズのふちが内側に丸くなっていたら表、レンズのふちが外に反っていたら裏だと見分けられます。

ソフトコンタクトレンズの場合、レンズの素材が柔らかいため、ちょっとした衝撃でケース内のレンズがひっくり返っている場合もあります。ケースから取り出した際は指の上で確認し、装用するように心掛けてください。

カラーコンタクトレンズの場合、表と裏で着色部分の見え方が異なるレンズもあります。もし「色がおかしいのではないか」と思ったら表裏を確かめてみてください。

■コンタクトレンズの保存方法

未開封のコンタクトレンズは直射日光を避け、室温で保管してください。冷蔵庫に入れなくても問題ありません。2週間交換、1カ月交換レンズの場合、添付文書に書かれている内容に従ってケアを行い、キレイに水洗いして十分に自然乾燥させた清潔なレンズケースで保管してください。レンズケースを定期的に新しいものに替えることも推奨されています。1日使い捨てレンズの場合、開封したものを保存して再利用することはできません。

■ Lot No.（ロット番号）

製品情報を示す製造番号であり、工場や製造ライン、製造年月日などにより異なる製造番号が振り分けられています。コンタクトレンズに不具合があり、メーカーが自主回収する場合、このロット番号から製造から販売までの細かい履歴を追跡することで原因を追及し、今後のサービス向上につなげるなど、重要な役割を果たしています。

ロット番号は外箱とブリスターケースに記載されています。不良レンズがあった場合、交換や返品の際はレンズと外箱（もしくはブリスターケース）が必要になるので、レンズ使用中は破棄せず保管されることをお勧めします。

■ 乾燥について

「コンタクトレンズを使用すると目が乾く」という声をよく耳にしますが、乾燥する理由はさまざまです。涙が蒸発しやすくなっていることや、まばたきが少ないために涙の分泌が減っていることなどが考えられます。目が乾燥したままレンズを装用していると目に負担がかかるだけでなく、目に傷がついたり眼病を引き起こしたりする原因になるのでご注意ください。
改善、予防する方法としては、
①乾燥しにくい低含水率レンズを使用する
②まばたきの回数を増やす
③目薬を点眼する
などが挙げられます。目薬によっては、コンタクトレンズに影響を与える成分が含まれているため、装用時に使用してはいけないものもあるのでご注意ください。

■PWR（度数）

数字と記号で表記されているコンタクトレンズの度数は、視力検査で示される視力とはまったく別物です。レンズの外箱やブリスターケースにＰＷＲ（またはＤ）の表記で記載されています。眼科にある専用の測定器で度数を測り、個々に最適な度数のレンズを処方するため、自己判断でコンタクトレンズの度数を選ぶことはできません。

靴のサイズが同じでもメーカーによって大きさが微妙に違うのと同じように、度数の区分は各メーカーにより異なります。ちなみに外箱には数字でブリスターケースにはPWRやPの表記で度数が記載されています（メーカーによっては、POWER、Dなどと表記されている商品も一部あります）。

■ BC（ベースカーブ）

コンタクトレンズは瞳に沿うように丸みを帯びたお椀状になっています。このカーブの度合いを数値化したものがBCです。数字が大きくなるほどレンズのカーブは緩く、数字が小さいほどカーブはきつくなります。瞳のカーブに対してコンタクトレンズのカーブが大きすぎるとレンズが外れやすくなったり、きつい（小さすぎる）と目に負担がかかったりします。

ソフトコンタクトレンズは、非常に柔らかい素材でつくられているので、目にフィットするようになっています。目の中でゴロゴロ動いたり、外れたりすることは少ないのですが、フィットしない、外れやすいといった悩みや不満を感じられるときは、BC（ベースカーブ）が合っていない場合もあるので眼科医にご相談ください。

■ＤＩＡ（直径）

コンタクトレンズの直径です。サイズは13・8～15㎜の幅があり、数字が大きいほど大きいレンズといえます。カラコンの着色されている部分の直径は「着色直径」と呼びます。

■着色直径

カラコンのレンズの色がプリントされている部分の直径サイズを表し、瞳のデカ目効果やナチュラル感を左右します。着色直径が大きいほど、黒目のサイズが大きく見える「デカ目」になります。レンズがカーブしている自然な状態で曲面を測定します。ちなみに日本人の平均的な黒目の大きさは11・5～12・5㎜といわれています。

■かわいい瞳の黄金比率

黒目が大きいと、目がパッチリとしてかわいい印象を与えます。「輝く瞳」推進委員会が実施したアンケートから、かわいい瞳の黄金比率は「1：2：1（白目：黒目：白目）」であることが判明し、1月21日が瞳の黄金比率の日に正式認定されました。

日本人の平均的な黒目の直径は11・5㎜で、白目と黒目の比率は「1：1・5：1」。そんな日本人が理想的な瞳を手に入れるために10％ほど黒目を大きくするアイテムとして支持されているのがカラコンです。さまざまな色があるカラコンには瞳の印象を変える効果があり、SNSでの「映え」も狙えます。「今ドキ女子のメイク三種の神器は、ファンデーション・リップ・カラーコンタクトレンズ」といわれるゆえんです。

■CYL（乱視度数）

乱視の度合いを表す数値です。Cylindricalの略語で、「C」と表記されることもあります。数値の前に「－」がつき、値が大きいほど乱視の度合いが強くなっています。

■AXIS（乱視軸）

乱視の角度を表す数値で0～180度の幅があります。「AX」と表記されることもあります。角膜のゆがみ方により角度が異なるので、乱視の場合は自分の乱視のタイプにあった矯正を行う必要があります。

■ 含水率

コンタクトレンズに含まれる水分の割合を示しており、レンズの素材により数値が変わります。仮に含水率69％と33％のレンズがあれば、高いほうが潤いがあっていいレンズだと思われるかもしれませんが、一概にいいとはいえません。

レンズにはスポンジに近い性質があり、水分が蒸発するとまわりから水分を吸収しようとします。水分を多く含む吸収率の高いスポンジとそれほど水分を含んでいない吸収率の低いスポンジを想像してみてください。レンズの水分が蒸発するとまわりの涙を吸収するので、目が乾燥しやすくなります。それぞれのメリット、デメリットを理解したうえで使用することをお勧めします。

【高含水率レンズ】 装用時のつけ心地がよい。乾燥すればするほど涙を吸収するので、涙の分泌が少ない方には不向きだといえます。

【低含水率レンズ】 高含水レンズほど装用時のつけ心地はよくありません。ゴロゴロ感を感じる人もいますが、乾燥しにくいので、涙の分泌が少ない人にはお勧めです。

■中心厚（CT）

コンタクトレンズの中心部分の厚みを表しており、メーカーや素材、度数によって異なります。酸素の通しやすさ（酸素透過率）、形状の保ちやすさ、装用感に影響します。

厚みのあるレンズ、厚みの薄いレンズそれぞれに左記のようなメリット、デメリットがあります。

	強度	扱いやすさ	酸素	違和感
厚いレンズ	高い	扱いやすい	通しにくい	感じやすい
薄いレンズ	脆い	扱いにくい	通しやすい	感じにくい

■度なし

度なしカラーコンタクトレンズは、色の種類やデザインが豊富でファッションの一部として活用できることから、特に若い女性に人気があります。以前はネット通販で手軽に購入できましたが、不適切な装用による目のトラブルが多発したため、現在では法律で「高度管理医療機器販売業」の許可をもつ店しか販売することが許されていません。医療機器なので、必ず添付された注意事項を読んでから使用しましょう。

■ **度あり**

メガネやコンタクトレンズでは、レンズの矯正の強さを「度数」と呼ばれる数値で表しており、使用者は外箱を見て確認することができます。メガネの度数とコンタクトレンズの度数は、必ずしも一致しません。「+」が遠視用、「−」が近視用で、値が大きいほど矯正の度合いは強く、レンズの厚みが増していきます。なお、矯正されていない度なしのレンズは「0」の数値で示されます。

■ **ラップイン構造**

おしゃれアイテムとしてカラコンを装用する人が増えていますが、カラコンは正しい知識をもって安全に装用しないと眼病の原因になります。以前、日本眼科医会などがキャンペーンを行い、カラコンの色素が眼球やまぶたに付着し、眼病を引き起こすリスクがマスコミなどで報じられました。

最近では、色素が眼球やまぶたに直接触れない、より安全性の高いカラコンが主流となっており、ラップイン構造（ラップインテクノロジー）もその一つです。ラップイン構造とは、カラコンの色素を透明なレンズの原料で包み込んで成形する方法でつくられたものを指し、一枚のレンズの中に色素が埋め込まれているので、より薄く、つけ心地がよいのが特長です。すべて機械によってつくられているので、より正確で、検品にかける時間も確保できるので、不良品も少なくなっています。

■サンドイッチ構造

現在主流となっているカラーコンタクトレンズの製法の一つが「サンドイッチ製法」です。2枚のレンズ素材の間に色素が塗られているデザイン部分をサンドイッチのように挟み込んで1枚のカラーコンタクトレンズに仕上げる製法です。

サンドイッチ製法では目に色素が触れる心配がないので、それが原因となって起こる炎症などの諸症状を防ぐことができます。一方、レンズ素材を2枚使用することで、レンズにはやや厚みがあるので、目に酸素が行き渡りにくくなったり、慣れるまで装着時に違和感を覚えたりする可能性があります。しかし、近年はサンドイッチ製法でつくられるカラコンも薄型化が進んでおり、そういった欠点が徐々に解消されつつあります。

■ キャストモールド製法

「キャストモールド製法」または「鋳型法」も、現在主流となっているカラーコンタクトレンズの製法の一つです。「鋳型」という言葉で示されているように、レンズの素材とデザイン部分の色素をレンズの型に流し込んだあと、圧力をかけて1枚のカラコンに仕上げる製法です。

キャストモールド製法でつくられたカラコンは、薄くて柔らかい仕上がりで、装着時の違和感も目の負担も少なく、つけ心地がよいのが特長です。しかし、不良品に当たった場合やレンズに爪などで傷をつけてしまった場合に、色素が流れ出て目に触れてしまう危険性があります。

キャストモールド製法によるレンズの品質は材料を流し込む型の緻密さと大きく関係しますが、厚生労働省やアメリカのFDAなどの規制当局から認可を受けているカラーコンタクトレンズであれば、品質について心配する必要はないでしょう。

■セミキャストモールド製法

「セミキャストモールド製法」と呼ばれる製法も、現在主流となっているカラーコンタクトレンズの製法の一つです。レンズの材料となる素材を型に流し込む点は「キャストモールド製法」と同じですが、キャストモールド製法では完全に成型してしまうのに対し、セミキャストモールド製法では一度成型をしたあとに手を加えて完成させるのが特徴です。具体的には、レンズの外側に専用の着色料でデザインを施し、その上からポリマー素材でコーティングをしたり、まぶた側の面を削ってレンズの度数を調整したりします。

セミキャストモールド製法でつくられたカラーコンタクトレンズは、キャストモールド製法のカラーコンタクトレンズとおおむね同じ特徴をもっていますが、セミキャストモールド製法ではコーティング加工をしているので、キャストモールド製法と比べて安全に使用することができます。

■ワンデー

日本では1995年に発売された、手入れの必要がない1日使い捨てのレンズです。毎日の面倒な手入れが必要なく、毎日清潔なレンズを装用できるので目に負担がかかりにくいのが特長です。

■2ウィーク

毎日の装用後、洗浄液でケアをしながら2週間使用できる使い捨てコンタクトレンズです。ワンデーだとコスパが悪い、マンスリーや1年交換タイプだと衛生面が気になるという方にはお勧めです。

■マンスリー

毎日の装用後、洗浄液でケアをしながら1カ月間使用できる使い捨てコンタクトレンズです。1日あたりの金額はワンデーの約半額とコスパがよく、1カ月で新しいものと交換するため、交換時期を忘れにくいというメリットがあります。コスパの面では1年交換タイプに劣りますが、衛生面にも配慮したいという方にはお勧めです。

■ 1年交換

毎日のケアが多少面倒だったとしてもコスパを優先したい方は、1~1年半使える使い捨てではないコンタクトレンズがお勧めです。

■ ハードコンタクトレンズ

毎日ケアをしながら、2~3年使い続けられるタイプのレンズです。1枚あたりのレンズ価格が高く、初期費用こそかかりますが、耐用年数は長いため、1日あたりの費用に換算するとソフトレンズよりも安価になります。雑菌の繁殖が少なく、水道水による水洗いも可能なので毎日のケアが手軽な反面、レンズ自体が硬いのでソフトレンズより慣れるのに時間がかかる、無くしてしまったときの損失が大きいといったデメリットもあります。

【眼病症状】

■ 涙目

悲しくもないのに涙がたまる状態を涙目といいますが、加齢によるものなどいくつかの原因があります。目尻から涙が落ちるほどの症状であれば、流涙症の疑いがあるので眼科での診察を受けたほうがよいでしょう。目尻の皮膚のかぶれやかすみ目の原因となり、不快を伴う流涙症には分泌性流涙と導涙性流涙があります。

コンタクトレンズを使用されている方は、使用していない方に比べて目が乾燥しやすい状態にあります。分泌性流涙はアレルギーやドライアイが原因で目が過敏になっており、刺激に過剰反応し、涙が分泌されるのです。点眼薬を使用するなど、内科的な治療が必要でしょう。一方、導涙性流涙は涙道が詰まるために起こるもので、外科的治療が必要とされています。手術をして排水管の詰まりを取るか、新しく排水管をつくるのです。

流涙症が考えられる場合に行われる2種類の検査があります。目の表面や涙の状態を確認する検査と涙道の詰まりを確認する検査です。よく涙目になる人がコンタクトレンズの

使用を考えておられるのなら、念のため医師の指示を仰いでみてはいかがでしょうか。

■ドライアイ

目が乾く、ゴロゴロする、しょぼしょぼする、熱い感じがする、充血する……。こういった症状がある場合、涙の分泌量が少ない、涙の成分のバランスが悪いといった理由で角膜や結膜が乾いていることが考えられます。もともとドライアイになりやすい人もいますが、コンタクトレンズの装用によってドライアイになる人や、症状が悪化する人が近年増えています。ドライアイの人は症状の度合いによってはコンタクトレンズの使用ができない場合があるので、必ず医師のアドバイスを受けるようにしてください。

■アレルギー性結膜炎

花粉やほこり、ダニなどが結膜（まぶたの裏側や白目の部分）にアレルギーによる炎症を引き起こし、目や目のまわりがかゆくなったり、白目が充血したりします。炎症が強くなると増える目ヤニがコンタクトレンズに付着しやすくなり、汚れたレンズを装用し続け

ていると、さらに症状が悪化するという悪循環に陥ります。ちなみに、コンタクトレンズのケア用品も結膜炎の原因になる場合があります。

■アカントアメーバ角膜炎

アカントアメーバという細菌が角膜に感染して引き起こされる病気で、水道水で不用意にコンタクトレンズを洗ったり保存したりするなど、ソフトレンズの不適切な使用が引き金となっている症例が多く見られるようです。

病気は非常にゆっくりと進行しますが、他の感染に比べて強い目の痛みが現れるのが特徴で、視力低下を招く場合もあります。アメーバは非常に感染しにくい病原体なので正しくコンタクトレンズを使用していれば、感染することはほとんどありませんが、いったん感染すると、診断・治療は困難を極めるといわれています。どうしても治らない場合は、角膜移植を余儀なくされることもあるようです。

■ 失明

視力を喪失するという視力障害のなかで最も重度の疾患です。「コンタクトレンズの使い方によっては、最悪の場合、失明してしまう可能性がある」と不安を煽るような記事を見かけたことがあるかもしれませんが、定期的に医師の診断を受け、使用上の注意を守り、使用すれば失明することは基本的にないといわれています。

【海外製品について】

■ ＭＦＤＳ（食品医薬品安全処）（旧・ＫＦＤＡ）

ＭＦＤＳ（Ministry of Food and Drug Safety）は、韓国における食品、医薬品、医療機器、化粧品などの許認可や規制業務を担当している機関です。アメリカの連邦政府が管轄するＦＤＡ（食品医薬品局）を範としてつくられたＫＦＤＡ（Korea Food and Drug Administration：韓国食品医薬品安全庁）が２０１３年、業務内容はほぼそのままに、組織の改編が行われＭＦＤＳ（Ministry of Food and Drug Safety：食品医薬品安

全処）となりました。韓国国内でカラーコンタクトレンズや医療用コンタクトレンズを販売する場合、ＭＦＤＳが定める安全基準を満たすことが求められています。安価な韓国製のカラーコンタクトレンズの購入を検討しているけれども品質に不安があるという方は、ＭＦＤＳが定めた安全基準を満たしているかどうかを確認されるとよいです。

■ CEマーク

ＣＥマークは、その製品が「欧州連合（ＥＵ）全加盟国の安全基準を満たしている」ことを示すマークです。コンタクトレンズを含めた特定の製品をＥＵ域内で販売・流通させるにはこのマークの取得が必要となります。

ＣＥマークの使用は、第三者機関に検査を依頼して認証を受けるか、製品を製造した企業が独自評価により安全基準に適合していると宣言することで許可されます。いずれの場合においても、ＣＥマークがついている製品は安全性が保証されています。「外国製の安いカラーコンタクトレンズが欲しいけど、安全かどうかに不安がある」という方は、ＣＥマークがついているかどうかを確認されるとよいです。

なお、ＥＵにおけるコンタクトレンズは、「人体の全組織に影響を与える中程度の危険性」があるＣｌａｓｓⅡｂの医療機器として、レントゲン装置や人工呼吸器、輸液装置と同等にみなされています。

■ＦＤＡ（アメリカ食品医薬品局）

ＦＤＡ（Food and Drug Administration）は、アメリカ合衆国の連邦政府が管轄する機関で、日本でいう厚生労働省の役割を果たしています。アメリカ国内の食品や医薬品をはじめとして、化粧品、医療機器、放射線を発生させる機器などはすべて、当機関で品質と安全性についての審査・承認を受けなければなりません。外国製のコンタクトレンズは、日本製のものより安価で購入できる場合が少なくありませんが、購入したい場合にはＦＤＡによる承認を受けているかどうかを確認されるとよいと思います。

武田 毅（たけだ つよし）

1961年生まれ。大阪府出身。関西大学卒業後、広告代理店に入社し営業職として勤務。5年後地元選出の代議士秘書として8年間勤務。1年間の世界放浪のあと、1997年株式会社エグザイルスを起業、現在に至る。

本書についての
ご意見・ご感想はコチラ

コンタクトレンズはネット通販で買いなさい

二〇二三年九月十一日　第一刷発行

著　者　武田 毅
発行人　久保田貴幸
発行元　株式会社 幻冬舎メディアコンサルティング
〒一五一-〇〇五一　東京都渋谷区千駄ヶ谷四-九-七
電話　〇三-五四一一-六四四〇（編集）
発売元　株式会社 幻冬舎
〒一五一-〇〇五一　東京都渋谷区千駄ヶ谷四-九-七
電話　〇三-五四一一-六二二二（営業）
印刷・製本　中央精版印刷株式会社
装　丁　鳥屋菜々子

検印廃止

Printed in Japan　ISBN 978-4-344-93210-4 C2247
幻冬舎メディアコンサルティングＨＰ　https://www.gentosha-mc.com/